以脈為師

科學解讀脈波曲線，以脈診分析治未病（改版）

【王唯工◎著】

推薦序

一本整合醫學工作者與被照顧者必讀好書

國際醫學科學研究基金會董事長
崔玖

筆者有幸，在民國八十年，初創國立陽明大學醫學院傳統醫學研究所時，就結識了作者。當時他任陽明的醫工所所長，對於傳統中醫學所強調的「氣」、「血」都有獨特的看法，及用當代學術界能接受的實驗法證明。對我當時的任務起了很大的鼓勵作用。

後來的日子裡，我個人的研究方向偏重穴診儀，而作者則深入的研究了脈診，並創立了脈診儀系統，本書概括了他研究的精華及詳細的使用方法和流程。最可貴的是，他指出了目前中醫國際化的瓶頸，是因為沒有建立「定位系統」，西醫用生物化學的物質數據、用解剖所見器官來定位人體的功能部分，比如消化呼吸循環等，則以代謝產物驗血驗尿來定量，並以這些數據單元做為診斷工具。

而中醫的診斷，望聞問切的定位，很難得到共識。從作者生物物理學的觀點，只有「切」才能做到全身定位的目的。作者最大的貢獻是找出了人體用「切」來做出定位的單位，因為心跳，是動物體最顯著的重複信號，因此從人體心臟一分鐘七十二跳除以六十秒，可以找出血壓波的單位為1.2Hz。以這個單位的倍數來衡量，他找到了十二個諧波，分別是1.2 Hz、2.4 Hz、3.6 Hz、4.8 Hz……等，又發現了這些諧波數正代表了中醫十二經絡的排列。作者最後用動物實驗證實了這個理論。他的血壓波跟經絡關係又可以用「共振」得到證明。以上的內容，皆在本書前七個章節中交代清楚。

第八章以後，作者又解釋了中醫所說的經絡「不通則痛」，組織破壞即會破壞經絡「諧波」的「共振」。以此觀點，他解析了中藥中的能量，為何可以補氣補血「致中和」，提醒目前低頭族脖子不轉，將使第三、第六、第九諧波不平衡，造成全身疼痛，提早老化。

最後幾個章節更提出了健康之道，如何保健養生，如何將中醫傳統寶貴的知識，用現代科技的儀器，像是脈診儀、穴診儀等，推入全民醫療保健網，嘉惠全世界人類的健康。

筆者慶幸能對本書先睹為快，並且誠摯地希望，所有整合醫學的工作者以及被照顧者，共讀此書！

自序

導航無病無痛的人生

有人說：「人生七十才開始。」人活到了七十歲，雖然增長了知識，但是永遠跟不上時代的進步，好像看盡了世上風情，但是總也發現新事物。

七十歲終究是人生的一個大跨步。也該把自己七十年來向地球拿的、或是別人給的，做些回報。

七十歲，已是人生的冬天了。春耕、夏耘、秋收、冬藏，藏些什麼？藏在哪裡？由這本書開始，我們討論實際的問題，講求如何運作，希望把七十年來學習的心得，養生的體會，藏在大家的腦子裡，藏在中華的文化裡，藏在世界的文明中。

《傷寒論》是中醫討論實際應用的專書，雖然是承繼《內經》的理論，但是注重應用。書名叫《傷寒論》，表明是討論病毒感染如何應對之專書。其實此書作者認為所有的病都由傷寒而來，六淫中，寒邪最為惡毒。

本書就延續著《傷寒論》的思路，說明一個人如何從健康的「中和」生理狀態，逐漸發生病變。這個「中和」生理狀態要如何給與，其操作型定義，中醫對病徵、病情又該用什麼客觀的指標來衡量或界定？

《內經》指示了大部分中醫的基礎理論，其中很多見解，經過兩千年至今仍是屹立不搖。這對一個科學著作而言，是絕無僅有的。但是從《傷寒論》以降，中醫之發展始終沒有與時俱進，沒有建立客觀的指標與精確的定位。

如果我們不能為「中和」做精確定位，又怎能為疾病造成的偏性定位，更不要說對藥物、方劑、針灸、推拿等治療工具定位。

如何建立中醫的定位系統是我們著力的重點，也是過去多年研發的核心。

一旦這個定位系統建立了，精緻化了，所有的疾病就可以由此定位系統做出精準的診斷，而治療也就可以逆向工程的思維，將當下已偏離正道的、不健康的狀態，利用各種中醫、西醫的手段，將之導航回去。

關於中醫未來的發展，在內聖的範疇，我們希望提升物理治療之綜合應用，例如把推拿、按摩等，也能像中醫處方一樣，開發出君、臣、佐、使。由定位系統引導，像巡弋飛彈一樣，發揮最精準打擊病魔的力量。

在外王的方向，我們希望這個定位系統引導著全村、全縣、全省、全世界的百姓，都來享受這個便宜、不痛苦又高效率的第一線健康防衛體系，為世上的每個人導航一個無病無痛之人生。

王唯工

Contents
目　錄

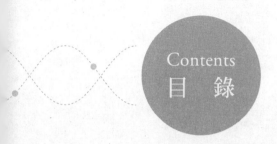

PART 1

經由過去三十年的中醫藥研究過程，用脈診來偵測人的健康狀態，以及藥物對脈波的影響，透過儀器，可以更清晰準確地指出如何「治未病」。

目錄Contents

PART 2

十二經絡與健康

中醫藥的分類法雖然原始，但歷久不衰必有其道理，後人當傳承智慧，補充而完備這個系統，使其能與時俱進，更為現代化。

PART 3

中醫看老化與濕

中醫認為水濕在身體的聚積過程，就是人類或動物老化的過程，寒、暑、火是老化的推手，燥可以是老化的現象之一，風則可視為生病的動態指標。

目錄Contents

PART 4

健康之道 142

身體的保健，基本上要配合兩個原則：

一要致中和，把不通的經絡打通，將身體調養至健康狀態；

二是勤勞的練功，以補先天之氣。

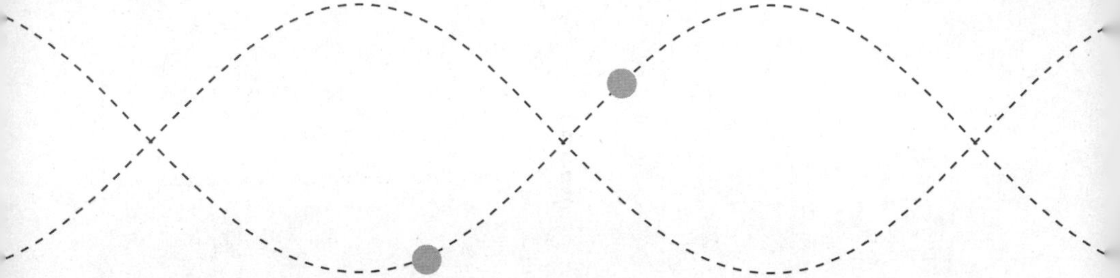

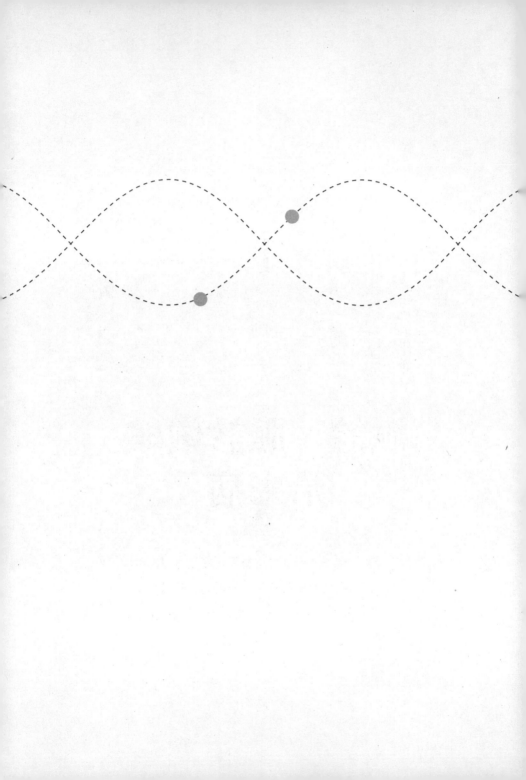

PART

1

脈診、脈診儀與治未病

經由過去三十年的中醫藥研究過程，
用脈診來偵測人的健康狀態，以及藥物對脈波的影響，
透過儀器，可以更清晰準確地指出如何「治未病」。

PART 1

1 脈診分析治未病

在現代醫學的發展中，預防醫學愈來愈受重視。觀察疾病之發展過程，就像我們開車上路一樣，正常的身體宛如開在康莊大道上，一切都很順遂；但如果開錯了路，脫離了康莊大道，那麼路就愈來愈窄，路面也愈來愈差，最後，必定是無路可走了。

何謂治未病

在人生的健康之路上，主幹道只有一條，但卻有許多千奇百怪的岔路，一旦不知不覺開進了一條岔路，開愈久，離健康之路就愈遠；接下來，所遇見的歧路愈來愈多，岔路也愈變愈窄。

在分析病症時，各種病況、病情，千奇百怪。有外感的、有內生的、有急性的、有慢性的……不可勝數，而又相互糾結。

現代醫學研究以各種數據做分析研判。例如血液中的各種成分，骨頭的正確大小、長度、位置，以及器官之形狀、外觀、內視等。這些指標固然能指出已「誤入歧途」，但是真正的「康莊大道」是什麼？仍然令人迷惑。

我們研究血液和各種體液成分之變化，以及該變化與可能疾病間的關係、各個器位之變形破損等等，可能就是目前預防醫學所能做的主要工作了。一般的健檢，也是以血液檢查、影像內視鏡等為主要項目。

事實上，中醫也標榜治未病。中醫以傳統的四診——望、聞、問、切，自認可以在大病發生之前，提出預警。

所以，簡單地說，「預防醫學」就是希望能治未病的醫療。當我們一旦偏離了健康大道，就盡快提出警告，讓我們「實迷途其未遠」，及早重新回到健康之大道。而且，也因為離開大道未遠，只要採用一些溫和的手段和方法，就能把我們引導回到健康之道。

健康是什麼

要治未病，就得先定義什麼是病，什麼是健康。

在之前的書中曾討論過：西方醫學之健康，是以各種儀器及標準值來定義，所以去做健檢，總是要做血液、尿液等一般生化檢查，或再加上X光影像、核磁共振影像、正子發射成像及各種內視鏡等等。但如果檢查後異常，就已經是器質性的變化。這些不是病的原因，而可能已是病的結果，造成了血液化學成分改變和器官結構之變化。

這些變化由何而來？追求這些變化的源頭，就是現代預防醫學追求的方向，希望一步步向上推進，雖然進展緩慢，但是愚公移山，總是日有進步。所以西方醫學有原則、有方向、有步驟，一步一腳印，逐漸向前。

反觀中醫呢？**中醫對健康的定義非常簡潔，就是「致中和」，以達陰平陽秘，氣血平和。**

但是說來簡單，自從《內經》舉起這面大旗並指導了許多原則，經過幾千年後，我們仍沒有任何儀器可以客觀告訴我們「致中和」是什麼狀態。這條健康大道究竟長得什麼樣子。在各位醫聖藥賢的著作中，我們不是霧裡看花，就是鏡花水月。不僅看不真切，而且更常常像李白一樣，為追求水中明月而喪命。

這千年來的中西醫發展，就是典型的龜兔賽跑。三千年前中醫就有了氣血循環的理論，有了《內經》、《傷寒論》等經典，西方直到四、五百年前才知道血液循環。而中醫在過去數千年歷史中，似乎每隔五百年就出現一位神醫，但由現代的觀察來看，不過是把《內經》及《傷寒論》其中一部分，再次演繹與放大應用而已。

不論是養陰、脾土、下法、溫病等，都沒有超出原來《內經》及《傷寒論》的內容；而因為長期的人體驗證，只在方、藥上有了明確的進展，留下許多名方至今。以致今日發展中醫，兩岸都以方、藥當作主軸。重藥輕醫，似乎已成共識。

直覺上病得愈重，愈容易偵察，最容易分辨應是活人與死人。其實這也不是那麼明確。由於人工輔助器材不斷進步，死亡的定義由心臟的停止跳動，改進到腦幹反射功能消失。如何鑑定心死或腦死，也變得愈來愈困難，人工心臟、心臟移植、人工心肺機等，都一再延長了原生心臟死亡後，人仍能繼續活下去的可能。而腦死的判斷更是複雜，因為腦是一個大器官，可以一小部分、一小部分的慢慢死。究竟腦子的各部分死到什麼程度叫做死？

這裡我們不想再為辨別生死討論下去。只是想表達，在疾病的診斷上，即使是生與死這麼黑白分明的議題，也可以糾纏不清。

不過，分辨將死之人與健康之人似乎不是那麼困難。沒有力氣了，走不動了，不能講話，或是昏迷不醒了，這些都是表面現象。究竟是否要死了，至今仍沒有很明確的指標可分辨，也因此那本《能預知死亡的貓》才能成為暢銷書，引起多少人的好奇。因為貓比人強，居然能預測人之將死。

生病的方法千萬種，就像鄉間的小路一樣，不斷分岔，又不斷連結，只要一離開了健康大道，千奇百怪的崎嶇道路會將病人帶到不同的小路，而最後走到絕路。

西方醫學認真地研究著各種小路，像早年在非洲大陸探險一樣，試著在每條路上加上路標，找到特殊的風土人情，也希望知道這條路由哪裡來，通到哪裡去，離絕路還有多遠，用什麼方法可以回到大路。於是，檢查的項目愈來愈多，診斷愈來愈困難，當然花費也就愈來愈大，如今已經沒多少人看得起重病，造成各國的公共衛生體系都瀕臨破產。

也該是兔子醒來的時候

過去三十年的中醫藥研究過程，我們用脈診來偵測人的健康狀態和藥物對脈波的影響。在觀察數萬人的脈診分析之後，我們有了一些心得，今天將此心得與大家分享，也希望大家一起來叫醒這隻睡、睡、睡、睡、睡，跑一下，又睡、睡、睡、睡、睡了幾千年的兔子。叫牠該起身努力跑了，不能再睡了，不僅為了華人，也是為了世上的每個人。

《傷寒論》是醫書，也是方書。《內經》記載的多是指導性原則，而《傷寒論》是中醫治病之操作手冊。以往我們的書中，比較著重在認識《內經》，這本書則以務實的精神，以《傷寒論》為核心，直指中醫應用之道。

PART 1

2

從脈診重新詮釋傷寒論

《傷寒論》第一、第二主要討論脈診的原理，這部分配合脈診儀的研發，已在過去出版的書中，做過許多的討論了。這次就從《註解傷寒論》卷二探討〈傷寒例第三〉。

陰陽大論云：春氣溫和，夏氣暑熱，秋氣清涼，冬氣冷冽，此則四時正氣之序也。春夏為陽，春溫夏熱者，陽之動，始於溫，盛於暑故也；秋冬為陰，秋涼而冬寒者，以陰之動，始於清，盛於寒故也。

冬時嚴寒，萬類深藏，君子固密，則不傷於寒。觸冒之者，乃名傷寒耳。

冬三月純陰用事，陽乃伏藏，水冰地坼，寒氣嚴凝，當是之時，善攝生者，出處固密，去寒就溫，則不傷於寒。其涉寒冷、觸冒霜雪為病者，謂之傷寒也。

傷風的典故

我們常把感冒說成傷風，可能出於兩個典故。一則源於《內經》：「**風為百病之長**。」認為所有的病皆由風開始。所以在庶民文化中，認為所有剛開始的小病，都叫傷風。即有點小毛病，只是表之病尚未入裡的意思。另一則在《註解傷寒論・傷寒例》中說明得很清楚，更進一步點出四時之邪氣，乃致病之因。

是以春傷於風，夏必飧泄；夏傷於暑，春必病瘧；秋傷於濕，冬必咳嗽；冬傷於寒，春必病溫。此必然之道，可不審明之。

當春之時，風氣大行，春傷於風，風氣通於肝，肝以春適王，風雖入之，不能即發，至夏肝衰，然後始動，風淫末疾，則當發於四肢。夏以陽氣外盛，風不能外發，故攻內而為飧泄，飧泄者，下利米谷不化，而色黃。當秋之時，濕氣大行。秋傷於濕，濕則干於肺，肺以秋適王，濕雖入之，不能即發，至冬肺衰，然後濕始動也，雨淫腹疾，則當發為下利。冬以陽氣內固，濕氣不能下行，故上逆而為咳嗽。

在《氣的樂章》中，我們解釋了四季脈——春弦、夏洪、秋毛、冬石——的道理，再來複習一下。前面這段的內容是說：

春天接在冬天之後，天氣漸暖，春風吹拂，人漸漸少著衣物，原來循環在冬天以灌注內臟為主，到風和日暖百花開的春天，就開始由裡（腎為最裡）向外分配，其間經過肝膽（半表半裡），這就是春脈弦的道理。在身體表部之皮膚（腠裡）將開未開之時，體表部之循環逐漸打開之際，脈之穩定度不足，本就是風的症狀。在衣著減少，春風吹拂，乍暖還寒時節，這些忽冷忽熱就造成風淫，而侵入肝。但此時肝脈正旺，即使受了些邪氣（風淫）也不會發作。

夏天肝脈衰，風淫才開始發作。本由肝受的風淫應發作於四肢（肝主筋，其華在爪），但因夏天之脈洪，所以陽氣在外表現最強，無法向四肢發作，反而向內產生瀉的狀況，但這不是外邪（細菌或其他病原）造成的拉肚子，只是米穀消化不良而產生的黃色大便（並不是紅色、白色的痢疾症狀）。

秋天濕氣重，為濕所傷，濕藏肺中，但因秋天正是肺最適合的時節，所以要等到冬天，肺氣衰後才發病，下雨天就拉肚子。

冬天時陽氣在內臟固守，即腎氣旺，固守下焦，因此濕氣無法往下，轉而向上逆行，造成咳嗽。冬天受病毒感染，抵抗力低下；到了春天，則因細菌增加而易罹患傳染病。

《傷寒論》特別強調四時正氣，春暖、夏熱、秋涼、冬冷為四時之正氣。而春風、夏暑、秋濕、冬寒乃四時之邪氣（六淫即為風、濕、暑、寒、加上熱化之火及津液不足之燥），是四時可能生病的氣候因素。

脈診發現與驗證

在過去三十年的研究中，不論由實驗的觀察或歷史之考據，都一再印證：脈學是中醫的核心知識，中醫之發展，一直纏繞著脈學而進步。

我們在此以對脈診的了解，來詮釋一些《內經》和《傷寒論》的理論及實務。

風為百病之長

風是百病之起始點，又說寒之為害最烈。這其間有矛盾嗎？

讓我們先了解風是什麼。《內經・素問・風論篇》提到「**風者善行而數變**」，表示風是不穩定的。在《氣的大合唱》書中已對風有詳細分析，此處只強調：不論內風或外風，「善行而數變」都是主要特徵。

春天的氣候乍暖還寒，容易有外風；體內之循環，也由最裡之腎氣為主，改變為半表半裡的肝膽為主，因此腠裡開開闔闔也是風的性質，容易為外風所乘，而使風邪進入體內。這是《傷寒論》對風的見解。

以脈診偵測「風」、「寒」

我們利用脈診儀診斷後，發現並證明：當某個組織器官缺血，而大多又是缺氧的時候，就出現脈波不穩的現象。這正是「善行而數變」——風的表現。

因為血液的最大任務，是攜帶氧氣輸送到各組織器官，並帶走二氧化碳及廢物，所以由缺氧來了解風之成因，也就不離譜了。在「風為百病之長」的指導下，認為所有的病因都是「缺氧」、「都是缺氧惹的病」。哪裡缺氧，哪裡就沒有正氣，也就是沒有抗抵力。因此，缺氧之所在，就是將要生病之所在。

脈診的第一大功能就是可以診斷風邪所在之經絡，加上望診與觸診，更能進而**確定風邪躲在哪個穴道**。這裡不僅是病之所繫，也是不通則痛的痛點，更是最好的阿是穴註。

四時之氣，傷寒最成殺厲

在脈診儀研發初期，我們很快就發現有一脈象很特別，可以說是身體不適之人所共有脈象中最多的一種。經過了二十幾年的反覆驗證，我們特別命名此脈為天字第一脈——傷寒脈。

此脈象共同的特徵，就是均感染了病毒性傳染病（時行疫氣），在我們接觸過的病人中，不論是各類型感冒（傷寒）、各類肝炎，甚至甲狀腺不正常等等，都擁有相同的脈象，那就是第三諧波（脾）、第六諧波（膽）、第九諧波（三焦）都較平人（無病之人）來得低很多，而第四諧波（肺）及第七諧波（膀胱）就相對變大。

註：特殊的壓痛點，沒有固定位置，適度刺激，疏通阻滯，可減輕體內疼痛。孫思邈中醫學著作《千金要方》：「吳、蜀多行灸法，有阿是之法，言人有病痛，即令捏其上，若果當其處，不問孔穴，即得便快或痛處，即云阿是。灸刺皆驗，故曰阿是穴也。」

依據我們對脈診的了解，三、六、九諧波為營衛之氣，出入表裡之管道（請參看《氣的大合唱》及《氣的樂章》），更是身體抵抗力的表現。病毒入侵時，首先摧毀身體之抵抗力，而身體在抵抗不及的情況下，只能固守中樞，將大軍調回第四、第七諧波（中焦膀胱經），固守心肺等最重要的器官，以待身體的免疫系統調兵增援，發揮作用。此過程大約需要兩週，進而將來犯病毒擊潰。但有少數病人，因為免疫上的缺陷，無法產生最有效之抗體，於是就演變為慢性肝炎等慢性疾病，長期與病毒共存共舞。

寒毒誘發溫病

陰寒為病，最為肅殺毒厲之氣，中而即病者，名曰傷寒；不即病者，寒毒藏於肌膚，至春變為溫病，至夏變為暑病。暑病者，熱極重於溫也。

內經曰：「先夏至日為溫病，後夏至日為暑病，溫暑之病，本傷於寒而得之，故太醫均謂之傷寒也。」

是以辛苦之人，春夏多溫熱病，皆由冬時觸寒所致，非時行之氣也。

在這段論述中，我們對「**寒毒藏於肌膚，至春變為溫病**」最感興趣。在《氣的樂章》及《氣的大合唱》二書中，我們從症狀、用藥等方向判斷，所謂「溫病」應是細菌性的傳染病，而一些寒涼解毒之藥，如同抗生素一樣是抗菌藥物。

傷寒可以誘發溫病，如果更嚴重，可為熱病。感染病毒之同時，又感染細菌，也是常有的例子，且會變成重大疾病。

《氣的樂章》中提到，在病毒攻擊下，人體的抵抗力被抑制，所以原來在身體內的細菌就猖狂了起來。有些學者反對醫生濫用抗生素治療感冒，認為抗生素無法壓抑病毒，亂開抗生素不但沒有療效，反而容易產生抗藥性。但為什麼醫生還是為感冒（傷寒）的病人開抗生素呢？理由很簡單，因為可以立即改善咽痛、喉腫，甚至咳嗽、流鼻涕等症狀。

為何會得到改善呢？因為我們肌膚之中，血液循環不好的所在，潛伏著大量細菌。而且建築了堡壘，一旦受了春風，受了夏暑，受了秋濕或冬寒（此寒不必是傷寒），由於局部抵抗力低下，細菌就能在局部活躍起來，造成小範圍的發作，這也就是一般的感冒。這種感冒使用抗生素就有明確的抑制效果。

在避免濫用抗生素的前提下，中醫則用杏蘇散、桑杏湯、香薷飲、新加香薷飲、藿香正氣散等溫和的方劑治療，這些藥方對於局部性受淫邪，也是不錯的選擇。

如音樂般的諧波

身體的器官與心臟一起搏動，產生共振，此作用將能量輸送到全身。共振初始於心臟是為基頻，接著由低向高延伸出不同但有規律的頻率，有如音樂的諧波。

脈診則是透過科學儀器測量出各經絡的血壓波形數值，經電腦分析後，可得知各經絡的狀態，也就是氣的強弱；與標準值相比較，即可顯示出各種指標，精準地指出身體不健康之處。

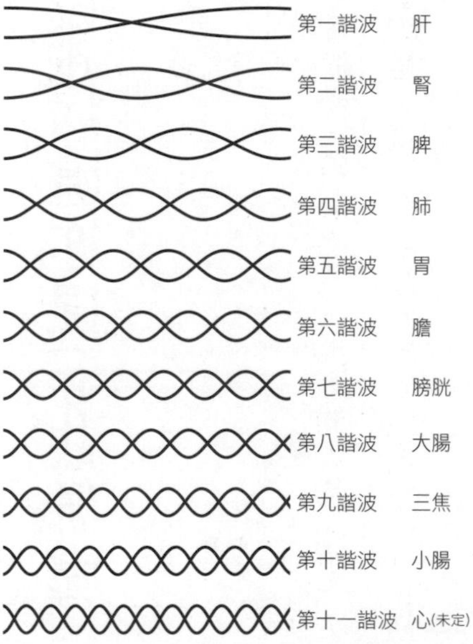

第一諧波	肝
第二諧波	腎
第三諧波	脾
第四諧波	肺
第五諧波	胃
第六諧波	膽
第七諧波	膀胱
第八諧波	大腸
第九諧波	三焦
第十諧波	小腸
第十一諧波	心(未定)

◀ 人體的共振頻率與各經絡的對應關係圖

PART 1

3 重大發現：外傷雜病處亦風邪共舞處

現代人在沒有任何傷寒或感冒的明顯症狀時，百分之九十以上的人都在第三、第六、第九諧波有風之情況。還有更嚴重的是，這三個諧波分配的能量變少，當然也會造成抵抗力降低。

經過長時間觀察，並由解剖及經絡分析，發現不只是第三、第六、第九諧波，第十諧波也常一併發生相同現象，而第六與第九諧波都經過耳垂後方的脖子部位，如果用手摸脖子兩側，膽經及三焦經循行之部位，就會發現脖子歪了，造成第六、第九及第十諧波風之發生，同時能量分配隨之低下，第三諧波也因為第三、第六、第九諧波互為１：２：３之相生關係，而一同被壓抑。

這種脖子歪斜的現象，在現代可以說太普遍了。尤其是坐辦公桌的人，整天不是盯著電腦螢幕，就是低頭看文件或擬文書，造成固定脖子的肌肉過度疲乏，無法支撐頭部重量，讓脖子維持直立的狀態。

這個病態姿勢降低了抵抗力，也就是增加病毒可乘之機。由於現代人很少轉動脖子，血液循環自然不好，於是成為雜病叢生的所在。

當我們更努力在脖子上探究，很快發現脖子部分的膀胱經也常有硬塊，此硬塊可由左右膀胱經，延伸到督脈，形成一個一元、甚至五十元銅板大小的硬塊，而這個大硬塊更可能附著在頸椎，造成頸椎的病變。頸椎下面是延腦，血壓心跳之控制中樞，此處如有病變，就可能誘發心律不整、血壓下降等症狀，西醫因為無法由心臟找到病因，而不知此病如何發生。

再進而由膀胱經之重要性推論：由此硬塊或結節，可以產生更多的瘀積，甚至結成微小的血塊，順著膀胱經向肺部流下。經過各內臟的俞穴，就有可能造成內臟中之血栓，誘發冠心病或糖尿病。而對腦部及肺部血液循環的妨害，也可能誘發高血壓。

我們進一步觀察頸部後，發現很多人在上焦胃經及上焦大腸經也有風之信號。在這些位置仔細觀察、觸診，又發現沿著脖子的胃經及大腸經，超過八成的人都有小結節，按下時很痛，判斷應是細菌的堡壘。如果用力按摩推拿，會產生很多痰液。這些結節應該就是風的來源。如果以按摩、指壓、推拿、點穴等手法，將此結節清除，則風的信號也就逐漸變小，進而慢慢清除。

由傷寒論之指導來探討

將這些發現與《傷寒論》所述「**辛苦之人，春夏多溫熱病，皆由冬時觸寒所致**」一併思索，有些心得要與大家共享。

冬天的天氣冷，氣溫低，身體容易受寒之害，因而感染病毒。非典型肺炎（SARS）及各種流行性感冒（病毒型）都盛行於冬季，春夏氣候溫暖時就不再流行，可印證張仲景兩千年前的觀察十分仔細。而傷寒之後，春夏「易得溫熱病」之說，由上述各種脈診的觀察，可以推論：**張仲景所謂的溫熱病，係細菌之感染**。此細菌利用病毒感染，降低人體抵抗力之際，乘虛而入。這些侵入的細菌，即使在病毒被體內的抗體清除之後，仍可潛伏於人體，到了春夏，就能誘發感染性的疾病。

這個現象，在現代可能更為普遍，因為抗生素的發明與濫用，使細菌漸漸產生抗藥性。細菌遇到抗生素就躲在血液循環不好的位置。頸部最容易成為細菌躲藏之處，由於現代人案牘勞形，造成頸椎不正，血液循環受阻，於是成為細菌躲藏的山寨。就像梁山泊般，聚集各路好漢，不論春風、夏暑、秋燥、冬寒，只要有六淫之幫助，就必定出來造反，打家劫舍，進而誘發各種急性之病症。細菌緩慢地在身體各部位安營紮寨的狀況，在身體任何循環不良之處都會發生。

此外，**透過脈診也發現，不論男女老少，受過外傷部位很容易成為細菌的溫床**。以我個人經驗來說，我有一身的外傷，全身都成了細菌的溫床，因而之前身體極度虛弱，在研究「氣」以後，才逐漸擺脫這些細菌的糾纏，但至今仍未清淨。

舉一個傷處自療的例子來說明，我大約三歲時玩小板凳將睪丸壓傷，其實也傷到鼠蹊部、下焦脾經的位置，但我一直不知道後者的存在。直到六十六歲時，也就是六十四年後，忽然誘發嚴重腹瀉，連拉了四天肚子，最嚴重時一天拉五、六次。大便呈黃色水液，顏色有些奇怪，下腹稍有不適，最強烈的感覺在鼠蹊部，一直覺得有股力量往小腹衝。

一週之後完全好了。原來大腿內側一直覺得有些痠痛，有個角度用不上力，這時豁然開朗。更有趣的是，這四年來一直沿著脾經往中焦，又沿著膽經、三焦經往上焦，開始感覺到一個一個痛點。過去復健多年仍舊歪斜的脖子逐漸變正。同時，牽動手臂也常發痠，而將原來藏在手臂三焦經、大腸經及小腸經中的瘀漸漸化解排除。這是一個緩慢而漸進的復健過程，至今仍在進行之中。

用脈診儀診斷，可以找到許多陳年舊傷，甚至當事人早已忘記。只要經由經絡之風及能量之指標，就能找到受傷未癒之所在，也就是細菌躲藏之梁山泊的位置。妥善加以復健，就能改善，甚至反轉各種老化現象及慢性病。

山寨版的不腐肉身

佛教的高僧在圓寂後，一是火化後出現舍利子，二是成為未經防腐也不會腐化的肉身菩薩。腐化是細菌的傑作，身體不會腐化，表示已將身上寄生各種會腐蝕身體、吃肉的惡菌都清除乾淨。也就是因為修練的成功，將這些由傷寒引入身體的細菌山寨，或是外傷引起的細菌梁山泊，都清剿了，才能成就肉身菩薩。

曾在發現（Discovery）頻道看過一個介紹日本肉身菩薩的節目，應說是日本人山寨版的肉身菩薩。

在日本，和尚是一種職業，以幫人念經、做法事賺取生活費，平時喝酒吃肉，也容許娶妻生子。他們不吃素，腸道中的食肉菌不可能清除乾淨[註]。再加上不守清規，不打坐，也不練功，又怎能將身上惡菌清除乾淨呢？

[註]：吃素的人，腸中細菌也是吃素的長得好。如果愛吃肉，腸中細菌就多是吃肉的，一旦人死，無飲食中的肉可吃，細菌就開始吃寄主的腸子維生。

這個節目內容敘述一個人（不一定是和尚）下決心要成為肉身菩薩，第一步要少吃食物，第二步每天服食砒霜（毒物），由少量開始逐漸增量，第三步盡量減少活動。由於吃得少，又吃砒霜，不僅殺了身上的細菌，同時也殺了腸道中所有的細菌，一定會消化不良而體力不濟。連續服食三、五個月後，皮膚變白，形體消瘦。此時若自然餓死或中毒死，身體就不會腐化，而成為肉身菩薩。

看完這個故事，大家對細菌與我們共生、共舞的事實，一定有了更深的認識。**張仲景提出傷寒雜病，後來與溫病結合，統稱「內傷雜病」；而脈診儀在這方面的最大發現，是「外傷雜病」**。急性的內傷雜病，因為姿勢不正（脖子是重點）及外傷而產生熱點，成就了細菌與我們共生共舞的溫床；今日抗生素之濫用，更加重了這個趨勢，使外傷雜病成為健康殺手與各種慢性病的源頭。

PART 1

4 中焦、肺脈與肺臟

在診脈中發現：在上焦之病，脖子是主角；而中焦之病，肺是主角。

三焦為水道，肺為主管

中醫古籍對肺的解析有以下說法：由生理功能看，肺主氣，司呼吸，主宣肅，通調水道，外合皮毛，開竅於鼻；又以其生理特性分析，肺為五臟中之嬌臟，不耐寒熱，為全身之藩籬，出入之要衝，臟腑之華蓋。

在脈診研究中，對於經絡定位上最大的發現是：**肺脈為中焦之主頻**。所有在脖子以下、肚臍以上的血管中，都有第四諧波之共振頻。因此，身體這個部位若是生病、受傷，都要配合第四諧波來觀察。

肺主氣，司呼吸。此處之氣，應為宗氣，也就是血中之含氧量。有些人心臟很好，但因肺功能不好，無法經由呼吸將足夠的氧氣溶入血液，即使血液都能送達五臟六腑，但血中之含氧量不足，與心臟無力並沒有很大差別。

肺主宣肅。這是個有趣的功能，其實應與通調水道、外合皮毛一起分析。

肺合皮毛。不止在脈之分配有此特性，在功能上也有相同特性。

我們在研究高血壓的用藥時，就發現ACEI（Angiotensin Converting Enzyme Inhibitors，血管收縮素轉換酶抑制劑）能降血壓，此藥的藥理為降低周邊血管（皮毛）之阻力，脈診則為肺脈（第四諧波）增加。當我們研究ARB（Angiotensin Receptor Blocker，血管收縮素接受體阻斷劑）也得到相同的結果。而這兩種藥都是目前西藥中最優良的降血壓藥，都有增強肺脈的功能。也有報告指出，有些病人服用這兩種藥，可能治好高血壓，而不必繼續服藥；甚至還有報告指出，有些糖尿病患也能大幅改善症狀。這與我們所知：肺部虛弱是高血壓及糖尿病的致病因子，不謀而合。

由脈診來看，肺合皮毛是合理的，而由功能來看呢？

肺司呼吸。其實皮膚也會呼吸，只是效率沒有肺泡高，面積沒有肺泡大。肺的另一功能是散熱。身體散熱有兩個主要管道，一個是由皮膚分泌汗液，再由汗液的揮發，帶走熱量；而另一要角就是肺的呼氣，隨著呼氣，將大量水氣、蒸氣帶出體外。我們看到有些動物，例如狗，因為汗腺不發達，天氣熱，就以喘息來呼出熱氣。因此，肺司呼吸亦合理。

通調水道呢？在《氣的樂章》及《氣的大合唱》書中，我們曾解釋三焦經為全身之腠裡，也就是真皮附近的一層血管層，與心包經互為表裡。《內經》中說三焦經是水道，所以許多過去的解釋就不夠清晰。

水道是什麼？我們在前書已明確指出水道就是汗腺。

那麼通調水道的肺經，與身為水道的三焦經，兩者功能如何分辨呢？

這個問題看似複雜，其實簡單。先打個比方，水道是送水的，因為三焦經即全身汗腺所在之處，所以就是水道，像是河道之本身就是送水的通道。而通調水道的肺經，是管理河道、決定將水放出或留在河道中的管理員。三焦經能量充足，河道中的水就充足，但水雖充足並不會自行流出，仍要由肺經決定是否打開水門，讓水流出去。

這個題目，如果用中藥材的麻黃與桂枝來說明就更清楚了。

在我們使用麻黃做老鼠實驗時，的確增加入肺之振幅，但同時老鼠口鼻大量生成黏液，一不小心就將老鼠淹死；如果使用桂枝來做實驗，則幾乎量不到脈波的頻譜改變。再看一下中藥書中之記載：

麻黃：解熱，發汗，鬆弛支氣管平滑肌，強心升壓，興奮中樞神經。味辛，微苦，溫，歸肺、膀胱經。

桂枝：解熱，鎮痛，溫通經脈，助陽化氣。味辛，甘溫，歸心、肺、膀胱經。

麻黃能升壓，但不歸心經。因為其升壓，不是由心臟之血液供給增加，而是經由中樞神經；其發汗及鬆弛支氣管平滑肌，也是透過神經系統。麻黃入肺經之功能，包含打開肝腺之水門，讓汗流出去，這與老鼠口鼻充滿黏液（因為汗腺不發達）有一致性。

而桂枝歸心經，又助陽化氣，為何血壓不升？反而是溫通經脈。由老鼠實驗看不到脈波的頻譜改變，可以知道其脈波頻譜之改變，應是第八諧波（大腸經）以上頻率有較大變化，因為老鼠的經絡只到第七諧波（膀胱經）。且由溫通經脈、助陽化氣之功能，就能判定桂枝是入三焦經。因三焦經遍走全身之陽氣，可以疏通各經絡，助陽化氣。

在解釋麻黃與桂枝相需時，中藥學教科書總是說桂枝將水液送到皮膚，而麻黃將水液由汗腺排出，兩物相輔相成。經過以上說明後，更可以理解麻黃以入肺經為主，而桂枝以入三焦經為主。桂枝經由走三焦經將水充滿，麻黃則由肺經之管控，將水放出來。

而主宣肅在此也就不難理解了。宣就是散熱、出汗，肅就是不散熱、不出汗，表示肺還管理散熱與出汗之意也。

肺為要衝、為華蓋，最易受侵犯

肺脈與整個中焦皆有關。由於所有重要內臟大都在中焦，因而所有內臟的病變都與肺脈有關，進而也與肺相關。

肺掌管全身之散熱、出汗，所以是全身之藩籬；也是身體呼氣、吸氣時，對外出入最多也最重要的管道。而且肺竅開於鼻，由鼻、咽喉、氣管到肺，正是呼吸的主要管道，出入之要衝。

稱肺為臟腑之華蓋，是非常有意義的。

原因之一，在第四諧波掌管的中焦，肺位置最高，又像車頂一樣打開，故稱其為華蓋。

但是這個華蓋為什麼最容易生病，其中至少有兩重意義。一是出入之要衝，所有空氣中的病原、污染物，都先進入肺，其開竅之鼻更是要衝中之要衝，最先受到傷害，而且鼻子除了與肺直接相連，也和上焦的所有經絡都有關。

這個設計，原本可能是為了加強鼻子的供血，但是也有巨大缺陷，如果脖子出了任何差錯，都會引起鼻子的病變。鼻病易得難治，尤其是慢性鼻炎，現在已成為患者最多的慢性病。

原因之二，**是肺在中焦的最上端又分成多葉，這也就是華蓋的象形意義**。

在肺中的血液循環有肺循環及體循環兩個系統，分別由左、右心室供血，這兩個系統要時時保持平衡，心肺系統的運行才不會出差錯。

肺在中焦最高處，要維持肺循環及體循環間的平衡，但當我們站立與坐著時，肺的上半部因血壓不足，血液無法達到高處，經常處在缺血狀態。（請參看《氣血的旋律》）

以脈診儀做診斷的結果顯示，中焦最容易發生風的位置，在肺部上三分之一的

部位。此部位因血液分布不均，只要受傷，很容易留下長久的瘀塊，於是就成了外傷雜病的源頭，造成高血壓、胃病、糖尿病等各種慢性病。即使沒有外傷，由急性傷寒引起的慢性傷寒，也可依照傷寒由表傳裡的過程，逐漸進犯身體核心。

這個位置的血液循環，在站與坐時皆不易到達。所以我們生病時躺下，睡覺時躺平，都能增加此部位的血液供應，進而提升肺部功能，增加氧氣之吸收及廢物之排除。

現代人的肺有如吸塵器

現代人的肺臟更是辛苦，空氣污染讓肺成了吸塵器，無論是抽菸的自我污染，或被迫吸入二手菸、油煙、灰渣、霾害等，一旦進到肺中就很難清除。

在脈診時，只要看到肺氣嚴重不足，而心、腎並不虛弱的人，就幾乎可斷定有抽菸的習慣。

抽菸的人以為只要戒了菸，就能立刻恢復健康，其實不然。我們做了一個大略的估計，抽菸十年，至少要戒菸八年，才能恢復至抽菸前約八成的健康。有人一聽要花這麼久時間復健，也只能部分恢復健康，就認為「那戒菸又有何用？」

這麼想就大錯特錯了。現在不戒，肺功能就只剩六成。戒菸後，至少不至於繼續惡化，雖然恢復速度緩慢，但總是有在改進，至少可以由六成恢復到八成；如果繼續抽下去，肺功能就只剩下四成、三成。要知道肺氣腫的病人，面臨的是慢性窒息，死亡過程可是非常痛苦的。

前一陣子在大陸診測了許多同胞的脈，發現肺脈比平均質低。很多女性同胞在辦公室飽受二手菸之污染，肺氣非常虛弱。她們表示，開會時室內經常煙霧迷漫，連坐在桌子對面的人也看不清，可見大陸抽菸人口之多。

想要強國必先強種，如果抽菸這種習慣繼續流行，空氣污染也不防治，只顧推行城市化政策，只怕經濟還沒搞好，反而讓原本在鄉間呼吸新鮮空氣的農民，也一併污染了。身體不健康，擁有金山、銀山，又有什麼意義？

傷風、感冒、傷寒之異

傷風一詞由《內經》而來，因風為百病之長，認為是所有疾病的開始。「傷風」應是開始生病之意，因為鼻、咽等呼吸道的疾病是最為常見之初病，於是鼻、咽等呼吸道開始生病，就習用傷風一詞。

感冒一詞最早出現在北宋，本為「感冒風邪」，其間之演變甚為有趣。南宋時的館閣，相當於今日的國家圖書館，為防止有人偷書，有值夜班的規定，而請病假的官員總是以「腹肚不安」為由。後來大學士陳鵠就提出「感風簿」與「害肚歷」，來消遣這些請假簿上的理由。到了清朝，「感風簿」演變成了「感冒假」，也就是請病假最常用的理由。

感冒一詞，直譯應是所感之風已經冒出來。近代詞彙常說到對某人、某事很感冒，也是此意的延伸，有「冒出不滿或不高興」之感的意思。

而傷寒也出自《內經》，《傷寒論》將其定義更為明確，本是冬天為寒冷所傷之意，西方有 catch a cold，也是傷寒之意，但以《傷寒論》所述之內容分析，應為廣義的病毒感染。

由上述三個名詞的簡單分析，可以知道傷風與感冒相當，傷寒則為較嚴重之病毒感染。

因為肺開竅於鼻，司呼吸，又為全身之藩籬、出入之要衝，不論傷風、感冒或傷寒，皆經常由此入侵。而肺為嬌臟，不耐寒熱，在五臟中最容易生病，肺臟之病又以傷風、感冒、傷寒為大宗，每人每年平均總有三、五次，大家也就習以為常，認為只是休息一下就會好的小病。

也就是說，五臟之病，肺病最多，且以傷風、感冒、傷寒居多，所以要選擇一項疾病來認真研究，自然非此莫屬。

經過三十年來的脈診觀察，發現傷風、傷寒（尤其是病毒感染之傷寒）是人類健康的最大殺手，更是一切慢性疾病的根源。想對健康定義有更深入的了解，一定要清楚《傷寒論》及傷寒帶來的後遺症。

PART 1

5

從桂枝湯探討中醫病毒感染治療

對於病毒感染的疾病，在此以發生最多的流行性感冒為例來探討。

先受到侵入的是小腸、大腸或是三焦經。此時病人並不會知道自己感染病毒，只有鼻塞、流鼻水、咽喉發癢等症狀，與一般感冒無異。其實大多數病毒感染，如各種病毒性出疹、腮腺炎、小兒痲痺等，其初期症狀皆與此相似，出疹等特徵總是較晚才會顯現。

膀胱經由各內臟之俞穴與內臟相連，一旦病毒侵犯到膀胱經時，自覺症狀就多了，會陸續顯現發燒、惡寒等全身性的症狀，這是一般輕微傷風、感冒比較沒有的狀況。

天字第一方：桂枝湯

不論原來有些什麼病，以脈診儀做診測，總是會測到這個傷寒脈，所以稱為天字第一脈。

傷寒脈，是病毒感染的標準脈象。供應營衛系統血液循環的第三、第六、第九諧波，受到病毒壓制而全面低下，身體失去抵抗力；且在病毒突襲之下，雖措手不及，仍將重兵快速調回，保護重要器官。這些臟腑位在中焦膀胱經，從脈上看來，就是第四、第七諧波相對上升，以增加中焦膀胱經之供血，保護最重要的器官。

對傷寒徹底了解，就可以對中醫藥思過半矣。由於這個脈最常出現，中醫師也容易以手指把脈來辨別，因此，在扁鵲發明許多診法、治法，黃帝《內經》提出完整的理論基礎，神農氏對中藥做了精細分類、將功用整理成《神農本草經》之後，接下來第一部兼容並蓄的實用性著作《傷寒論》亦應運而生。

這本書應是追逐著脈象的變化為綱而完成。流傳兩千年後，我們再以脈診儀驗證張仲景的觀察，不僅得手應心，且經常拍案叫絕，令人不得不佩服這位兩千年前的先知先覺。

對應天字第一病傷寒，《註解傷寒論》中有詳細解說的第一方就是「桂枝湯」：

桂枝湯方

桂枝，三兩、去皮、味辛熱。芍藥，三兩、味苦酸、微寒。甘草，二兩、炙、味甘平。生薑，三兩、切、味辛溫。大棗，十二枚、擘、味甘溫。

《內經》曰：「辛甘發散為陽。桂枝湯，辛甘之劑也，所以發散風邪。」

《內經》曰：「風淫所勝，平以辛，佐以苦甘，以甘緩之，以酸收之，是以桂枝為主，芍藥甘草為佐也。」

《內經》曰：「風淫於內，以甘緩之，以辛散之，是以生薑大棗為使也。」

其他如「麻黃、杏仁、薏苡仁、甘草湯」、「白虎加人參湯」、「一物瓜蒂散」

等處方，則以「見金匱要略中方」簡單帶過。

依照《內經》所述，要發散風邪，就要補充陽氣。由共振循環理論來看，風邪造成體表之供血不足，須增加高頻諧波之血液循環能量，而辛、甘味之藥物就有發散能力，可將血液送達體表、驅出風邪。《內經》認為風淫戰勝身體之衛氣而侵入，就以辛味藥來對抗，以苦味藥來輔佐，以甘味藥來調和所用之藥，並用酸味來收斂身體不需要的補償作用。

所以桂枝是主（君）藥，因為桂枝是辛甘之味。芍藥及甘草是臣藥；白芍有酸味，而甘草有甘味。

《內經》又說：風淫已進入體內，以甘味來阻止其進一步向裡推進，而以辛味藥物將其驅趕出去。

由此可看出，此方對於風邪入侵（病毒感染）有全方位考量。它並不是直接提供新武器消滅病毒，而是有如大軍作戰般，在敵人搶灘登陸，攻破最堅固的外層防衛，遭包圍時可採取的應對方法。

也就是說，桂枝湯能協助身體調兵遣將，利用身體本身內部的抵抗力——本就存在血液中之大軍，調節血液循環之再分配，達到將風淫驅逐至體外的結果。

中、西醫對病毒感染之治療差異

桂枝湯是中醫藥方之典範，也充分顯示了中、西醫學的差異。

西醫治病毒，是用干擾素一類的藥品。研究人員先由病毒入侵細胞、繁殖、自細胞內爆出、再入侵細胞的過程中，研究各個過程需要的各種原料、酵素或輔具；而干擾素就在病毒於人體內一再複製的過程，找到它所需的各種元素加以干擾。

愛滋病的治療，也是利用各種干擾藥物，干擾愛滋病毒的複製過程。先是從一種開始，接著研發出第二種、第三種新藥物，最後，這三種干擾不同複製過程的藥都漸漸失效。

於是華裔醫師何大一提出三合一療法，發現將三種藥一起使用可以增強療效。

這件事並不是什麼偉大的發明或發現，可是卻受到中、西醫界一致齊聲讚揚。

中醫界認為這是西藥之複方，西藥在向中藥靠近了。西藥商更是樂不可支，原來全都要失去市場的三種藥，每種都花了大錢去開發，眼見所有開發費用都要泡湯了，經由這三合一療法，全都起死回生，而且一起大賣。

中醫治療病毒的桂枝湯，是由調兵遣將的手段，以自身的力量為主，來克服病毒的攻擊。

《內經》以酸、苦、甘、辛、鹹五味來為藥物之作用分類。如有不足，又加上辛甘、辛苦、甘酸等綜合口味。這種分類法由今日科技水準來看，似乎並不周延，應該說是太粗糙了。更直接一點的說法，就是不科學、莫名其妙。舉個例子，如果辛甘味能增加陽氣，那麼吃甜辣椒就好了，或離譜些吃白糖炒大蒜也行嗎？甘草有甘味，桂枝也有甘味加辛味，那麼甘草與桂枝在甘味部分是否有相同功效？被指稱不科學的中醫學，究竟要怎樣說明白這件事？值得你我深思。

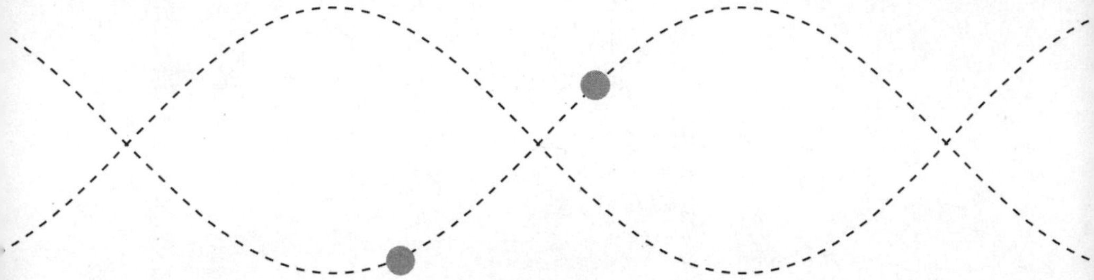

PART

2

十二經絡與健康

中醫藥的分類法雖然原始，但歷久不衰必有其道理，
後人當傳承智慧，補充而完備這個系統，
使其能與時俱進，更為現代化。

PART 2

6

完備以感官做為功能分類與定位的中醫學

在中藥藥性分類的流程中，首先要確認是有療效、可以運作的一味藥，再進行功能的分類。

中藥藥性分類的原則是五味，並且分別對應五種功能：**酸→收，苦→燥，甘→補，辛→散，鹹→下**。

但是以五味為坐標的分類法，不是一個完備的方法。就像選定的坐標，如果用X、Y、Z坐標，X、Y、Z軸又垂直正交，那麼在三度空間的每一點都有一個，也只有一個坐標。如果X、Y、Z軸又加了W、U、V等垂直正交之軸，就成了六度坐標。

坐標定位與地址定位之差異

以門牌號碼為例，在地球上的任何一點，都可以藉由經緯度找到。例如我的辦公室在台灣、台北、南港、中研院的某一棟樓，最後再加上幾樓、幾號，一般人利用這個地址就可以找到我的辦公室。但如果透過經緯線定位，由我的辦公室與地球中心點畫一條連結線，此連結線與地球表面的接觸點就是X、Y坐標，而只需精確X、Y坐標，以及標示高度的Z坐標[註]，其實不需要詳細的門牌號碼，就能找到我的辦公室。

這樣看來，以地址為基準，台灣，台北，南港，研究院路，二段一二八號，物理所（或三號樓），加上幾樓，比坐標定位要複雜多了。如果地球上有兩個台灣，台灣又有三個台北，台北有四個南港……豈不是就找不到我的辦公室了？

註：在地球表面，比較適合「球坐標」，但為方便理解，簡化為X、Y、Z坐標。

所以申請國名、省名、地名、路名等，就要有龐大的數據系統，經常性的整理，才能維持由地址運作的定位系統，而且要不斷檢查是否有重複，不斷因應城鎮與道路之變化而更新。

在遠古時期，地址想必是村門口大樹左轉處第二家是阿虎的家，或是小河邊第三家是阿美的家。後來人愈聚愈多了，才開始編巷、弄、號碼，一直到今天的地址，也經過幾千年的演化。

遷往世界各地的移民，總是喜愛自己老家的名稱，例如美國就有好幾個約克鎮，但如何與英國約克鎮分別呢？於是紐約（New York）——新的約克鎮——就誕生了。

由地址與門牌號碼的演變，再回頭來看兩千多年前《內經》對中藥的分類，不就是村門口、大樹左轉處第二家，或是小河邊第三家這種分法嗎？在那個古早的年代，為數量不多的藥物做分類，古人就想出這個可以與人的味覺直接相關的方法來做功能分類。就如同古早的地址一定是用地形、地貌、大樹、小河這些視覺上的特徵來定位，兩者是同樣的道理，都是以感官做為功能分類及定位工具。

由此可知，《內經》之藥物分類學，不是不科學，而是沒有與時俱進，沒有隨著時間而演化。**所以中醫藥的問題不是在科學化，而是要現代化。**

事實上，中醫理論發展始終未超越《內經》。難怪會像「龜兔賽跑」中那隻很會跑的兔子一樣，兩、三千年前領先西方很多很多，可是西方醫學像烏龜一樣，一步一步慢慢地爬了兩、三千年之後，終於趕上並超越了這隻久睡不醒的兔子。

中醫藥理論的小宇宙

中醫藥之理論，一直在陰陽五行中打滾，滾了兩、三千年了，還沒滾出這個小池子。

陰陽五行都錯了嗎？其實就像村門口的大樹，村子邊上的小河，雖然不是最佳的路標，但在小鎮沒有建起高樓、砍掉大樹，沒有將小河加上蓋子，以通行汽車之前，的確是可以運作的。

我們在《氣的樂章》一書中就指出：陰陽五行，是正確度只有百分之七十至八十的簡化系統。所以中醫藥在應用此系統時，總是要強調有些例外，有些補充，以便將各種情況都硬塞進這個不太合身，但終究是件衣服的陰陽五行框架之中。

中醫藥不斷地在做各方面的總整理，希望把每個發現和發明都塞進陰陽五行的框架中。因而，只要找到一個例外，很容易就可以提出反證，證明其不科學。

這道理就像在蘇格拉底或亞理斯多德的年代，想要把物質與能量合而為一，塞進愛因斯坦的質能互變理論，或把宇宙間所有的作用力都塞進統一場論，是同樣的困難，甚至是莫名其妙。

反觀西方醫學發展是片面的、局部的，每一個新發現與新發明，都只要在一個很小的封閉系統內證明是對的，再逐漸擴大其用途。例如對胃的研究，首先了解胃的解剖，再了解胃壁的功能、消化液的分泌等等，如果生病，會發生哪些變化……總是一件一件來，先求真再求變。而不像中醫，總想要一步到位，直接想證明統一場論，把所有中醫藥理論都塞進陰陽五行框架中，這個做法與真正的歸納法格格不入，只能說是「硬塞法」。

這個陰陽五行的理論，備受中醫藥廣泛應用。這些兩、三千年前的原始分類，如果真是全盤錯了，哪能經過兩、三千年來的試煉，在與不斷進步的西醫競爭下，仍能存活到今天？

這個理論有一定程度的正確性，我們做為炎黃子孫該努力將其現代化，將這個以大樹、小河來定位，直接以五官感覺獲得之信號分門別類所繪製出的地圖，以現代化的基礎理論、現代化的測量工具，將之標準化、數量化、單一化，使其與時俱進。如果這個陰陽五行果真是有些道理，不妨將之補充，使其更為完備。

如何將中醫藥分類、定位，邁入現代化

我們鎖定「氣」是中華文化的特色，也是中醫藥之基礎。由我過去所寫的四本

書，大家應能大致了解氣的意義。

在這裡要進一步告訴大家，這個陰陽五行究竟是怎樣的一個地圖，如何安排地址，更要知道如何回歸中醫最基礎的理論，以更紮實的辨證來建構中醫藥的定位系統。

解剖學是西方醫學最穩固的基石。打開肚子，看到胃有個洞、肝腫了起來，甚或腸子黑了一段。其實這也是望診，只是不僅僅在臉上看、在體表看，而是進到肚子裡面去看。由這個基石，建立了西醫的外科學，外科手術成了西方醫學最為有效的治療方式，中醫無法望其項背。

時至今日，科技發展突飛猛進，有超音波、X光、核磁共振、正子發射等影像工具，不再需要剖開肚子或頭骨檢查，就能知道骨骼、內臟、大腦的樣子，有沒有穿孔？是不是腫大了？有沒有硬塊或是積水？這是利用身體自然結構所做的定位指標，可以透過視覺直接定位。

這個系統以視覺來定位，嚴格說來仍然停留在大樹下、小河邊的方式，所幸這個以感官信息為指標的定位系統，並沒有隨著時間改變。相較於大樹、小河這些比較不穩定的地貌，肝、胃、心、肺等內臟的位置、形狀，自古至今的變化並不大，因此西醫用的地址比較類似大山的山脊、海陸相接之岩岸海灣等，是不易改變的大地形、大地貌。

現代人用的「全球定位系統（GPS）」，是由人造衛星在外太空，以地球的經緯線，為地球上的每一個地標、地物，甚至一間小茅屋定位。這種定位，每個標的只有一個坐標，只有一組數位記號。

中醫所用的望診，只限身體表面，而切診又只在體表測量脈波。在幾千年前的上古時代，我們的祖先是如何定位的呢？答案都在《內經》中。

《內經》是一部兼容並蓄的醫書，除了五味、五臟，還提出了經絡系統，並在脈診上說明如何以「寸口脈」診察全身疾病，提出「三部九候」的全身遍診系統等，書中收集了古代所有定位系統，有如海納百川以成其大。下一章中我們將探討歷久彌新的全身定位系統。

PART 2

7 中醫之全身定位系統

經過三十年的脈診觀察，以及針對血液流體力學的研究註，我們獲得一些關鍵性的了解。

中醫的全身定位系統，一方面是最先進的系統，另一方面是非常原始的系統，這兩種系統為一體之兩面，一同流傳至今。而現代華人與中醫師已不再理解全身定位系統先進的那一面，只會使用五味、五臟、陰陽、寒熱等，這些原始的、粗糙的、以感官和感覺分類的定位工具，與西方精確的大地標、大地形的定位系統相比，就顯得更粗糙、幼稚了。

這個最先進的系統在《內經》中已經完整提出，只是後來的中醫不再有能力運

作，反而去遷就，僅使用五官感覺來定位。但這個系統並沒有消失或被拋棄，只是後繼者逐漸喪失了操作這個系統的能力。

歷久彌新的十二經絡系統

這個最古老而又最先進的系統，就是十二經絡系統。這個經絡系統與地球的經緯線一樣，是對身體定位的最佳系統，再加上「三部九候」中之三部——上部、中部、下部，可以對身體的左、右兩區，各做二十二個部位的定位。

當古人將三焦定義為上焦肺、中焦脾胃、下焦膀胱時，已將上部全部拿走，而下部也去掉一大半，只留下全部的中部及部分下部。如何做全身定位？

當張仲景提出六經辨證，就把十二經去掉一半。後來的八綱辨證或營衛氣血辨

註：請參看一八六頁之附錄。

證，更是把六經降為二經了。八綱為陰陽、表裡、寒熱、虛實，其中陰陽是骨幹，表裡是病變發展之趨勢，表為陽，裡為陰，仍未離陰陽之內涵；寒熱是病之屬性，是對病之特性做判斷，是對治療及用藥之指導，已不是定位的功能；虛與實則是病人本身之狀態，與病邪之實力間的對比關係，本身體力不足為虛，病邪強大曰實，也不是定位系統之一環。

所以八綱辨證只是依據二分法說明中醫對疾病的看法。在體表（陽）或已入裡（陰），對病情之判斷是以寒性或熱性表達，這是指導治療的大方針；而虛、實則是身體抵抗力與外邪破壞性間之消長關係。如以中醫對陰陽之廣義定義，都可視為陰陽學說在定位（表裡）、病勢（虛實）、治療（寒熱）上之應用而已。

而營衛、氣血也是同樣的二分法。營為裡，衛為表，其所定位者為表與裡的關係，是許多互為表裡中的一組而已，其特殊價值是因為營為脾經（第三諧波）、衛為三焦（第九諧波），此三、六、九諧波是氣之出入最重要的管道。（請參看《氣的大合唱》）

「氣行血，血以載氣」是中醫所有理論之基礎，氣為推動血前進以進入組織之原動力，而血是這個推力的載體。

就像空氣與聲波一樣，空氣為載體，如同血的角色，而空氣中之聲波為推力，是氣的功能。舉個例子說明，如果一個管子中有空氣，且氣壓與管子外相同，管子之中如有聲波，那麼不論在任何位置，只要有個小孔，聲波就能把空氣由管內推到管外。但是如果管內壓力較大，即使沒有聲波，空氣也能被推出管外（如同心舒壓之作用）。不過，如有聲波（脈波），推出管外的空氣就可以更多，而且可依聲波之強度（脈波之大小）比照心縮壓，愈高則脈波愈大，也就是聲波愈大，推出之空氣就愈多。

如果把空氣換成血，而聲波視為氣，那麼「氣行血，血以載氣」這個概念就不難了解。

由此看來，氣血、營衛仍是陰陽之擴大版。氣為動態、為陽，血為靜態、為陰，而營為脾經、為陰、為低頻，衛則為三焦、為陽、為高頻。

所以古老的十二經絡定位系統從《內經》之後，不論八綱、營衛、氣血等，在定位的目標而言，都只是陰陽二分而已。

人體上的經緯線

我們如要精確定位，一定要回到一個完整的經緯線系統，經度與緯度都是垂直正交的，而且經度為三六〇度，緯度為正九十度至負九十度，涵蓋了整個地球。在身體中有哪個系統是如此完備呢？

西醫用消化系統、循環系統、神經系統、內分泌系統、呼吸系統等等，是以解剖及功能來分門別類，非常容易以「望」診來分辨，這是個很好的定位系統，也成就了今天西醫在外科上的輝煌成績。

中醫的經緯線系統又是什麼呢？是在身上像地球一樣畫上直條、橫條的線？或像西醫一樣是可以獨立出來的外觀，加上其特定功能？

中醫由《內經》之內容，或馬王堆等出土古文獻之記載，都顯示十二經絡之明確位置，不僅有一條一條的線畫出，且有左、右兩邊，共二十四條，每條上面還明確標示穴道位置，每條經絡又與內臟相關。

這是一個非常精細的定位系統。但這個系統是怎麼設計出來的，根據的是什麼原理？或什麼生理參數？又與什麼相關？

我們一直追隨著脈——血液循環——從事中醫之研究。因為脈波是中醫理論發展的源頭，而脈診是中醫應用的核心思考。

心臟的脈動是相對穩定的，除非生病、發燒。在靜止時，我們每個人的心律幾乎都是固定的，即使有些小的變化，也不會影響其大略的跳動規律。

這種跳動規律為重複的信號。在信號分析上有一個重要的定律：「重複信號其組成之頻率，只包含其基頻之諧波。」基頻就是這個重複信號的一個單位，是用以當作基礎之頻率。

例如心臟一分鐘跳七十二下，這七十二下跳動是同一個脈波之波形重複了七十二次，所以每一次跳動就是一個基頻，也就是1.2Hz（1.2秒一次）。而根據「重複信號其組成之頻率，只包含其基頻之諧波」，可以知道一位心跳一分鐘七十二次的人，在其血管中傳遞的血壓波。其組成之諧波有：

1.2Hz（第一諧波）

1.2 x 2=2.4Hz（第二諧波）

1.2 x 3=3.6Hz（第三諧波）

1.2 x 4=4.8Hz（第四諧波）

1.2 x 5=6.0Hz（第五諧波）

1.2 x 6=7.2Hz（第六諧波）……一直往下延伸。

但真正在測量人的脈波時，發現到了第十一諧波以後，能量就非常小了，小到幾乎無法測量。由此現象，我們決定分析到第十一諧波為止，也就是由第〇諧波（一個脈波的總面積）到第十一諧波，共有十二個諧波。

在經過許多生理實驗後，更發現每個諧波與其相對應器官及經絡上之穴道產生共振。其中，第一諧波與肝及足厥陰肝經共振，第二諧波與腎及足少陰腎經共振，第三諧波與脾及足太陰脾經共振……每個脈波之組成頻率，都與經絡有了一一對應之關係。

因為血脈壓力波是一波一波的重複信號，我們在導出之血液波前進方程式中，自然也就是由這些諧波來組成特徵向量（eigenvetor）。

換言之，以經絡為特徵向量，在人體內有自第〇至第十一，共十二個諧波，對應於十二經絡。以數學的空間表示，就是十二度空間。而每個諧波又是像X、Y、Z軸一樣，是互相垂直正規化之軸（orthonormal），所以由此十二個諧波組成之十二度、垂直正交之空間，就可以如同地球之經度、緯度一樣，在地球上為任何位置做精確的定位，這也就是全身定位系統可用的坐標。

地球只是個三度空間的實體，而人體是個十二度空間的實體，所以要在人體上找到不正常之處，比起在地球上找斷層、找火山或預測地震、颱風等困難多了。

目前我們熟知的消化系統、神經系統、呼吸系統、循環系統等，以功能及解剖為定位之西方醫學系統，比較像地圖中之河流、山脈、道路、建築等圖案，是以感官可分辨之重要而巨大的形體做為地標地物。這也是一個很實用的系統，但並不是一個特徵向量的系統，所以比較雜亂，無法簡化為垂直正交之完整系統。

古代的長安城，及後來模仿長安城規劃的日本京都城，將城內以縱橫之道路分隔，呈棋盤式布局，就是想要用X、Y等特徵向量來簡化道路編排的好例子，如此可使城中之道路、門牌號碼井然有序。

身體之經緯線是十二度空間之經絡，每個經絡為一個心跳諧波運行之通道，而相對應器官也與此經絡中穴道有相同的共振諧波。這就是我們要建立的健康導航系統，依照人體經緯線（十二經絡系統）就能正確定位與導航。

由十二經絡系統定義健康

在脈診時，每個心跳之諧波，也就是特徵向量，都分配到一些能量，為此特徵向量之特徵能量，而中醫對健康或不健康的定義，就很容易由特徵能量來規範了。

中醫對健康之定義為「致中和」，就是各個特徵能量都是在一個小的平衡範圍之內，也就是**十二經絡能量之分配要中規中矩，充分供給各個器官及相對應穴道，才能維持身體之健康**。

中醫之六淫，就是因外來邪氣的影響，破壞了此平衡狀態。所謂「風為百病之長」，就是說所有破壞「中和」狀態之外邪，第一步做的就是讓受入侵之經絡，與其相對應之共振頻，所分配到的特徵能量不穩定。

而張仲景在《傷寒論》中以此十二度空間之坐標，描寫身體受到寒邪（病毒）侵入後的各種反應及治療法。但實際上張仲景已經將十二度空間之身體，簡化為六度空間之六經辨證。

當病毒入侵時，先由頭、面開始，這就是所謂「太陽經受之」。由脈診來看，天字第一脈傷寒脈，是第三、第六、第九諧波能量低下，而第四、第七諧波為保衛中樞而增加能量為身體之補償作用。

由身體的經緯線為指標之導航系統，可以很清楚地看到，先由小腸經（第十諧波），而後三焦經（第九諧波），脈波能量之不穩，然後被壓抑低下；接著到第八諧波、第七諧波，至此受邪之病人開始會有些全身性的反應，出現畏寒、流鼻涕、咳嗽等症狀；然後進入膽經、胃經，更嚴重就入脾經、肺經，甚至入腎經、肝經，最後因病致死。

這些過程及如何救治就是《傷寒論》想要告訴我們的內容。**《傷寒論》是一本以經絡體系為導航系統所寫的病理及治療方針**。只是後代的中醫無能力去理解，更不知如何運作十二度空間的導航系統，反而駕馭簡化為二度空間之陰陽、營衛系統中去理解、辨證，這是多大的退步！

即便如此退步，中醫之經絡定位體系與西醫以各個生理及解剖系統定位，這兩個體系終究不是使用同一個坐標，一個是大地形、大地貌，另一個是經緯線。近代中醫雖然已由十二度空間退化到二度空間，而中醫所謂的表裡、寒熱，類似指出位置在北半球或南半球夏天或冬天的簡單概念，仍為以地形、地貌做為指標之西醫所不能理解。

中醫在內科雜病之治療，如果方向正確，也會發生西醫至今仍不能理解的奇特效果。可見在過去一兩百年的中西醫論戰中，真是雞同鴨講，完全無法溝通。

而今，我們以血液循環理論為基礎，以脈診為工具，將這個十二度空間之經緯線再度明確的標示出來，希望徹底解決疑問，並融合中、西醫學，使其昇華為一個中西合璧的嶄新局面。

PART 2

8

以十二經絡系統來解析桂枝湯

讓我們以此十二度空間之經絡系統，來分析天下第一方：桂枝湯。

桂枝，三兩、去皮、味辛熱。芍藥，三兩、味苦酸、微寒。甘草，二兩、炙、味甘平。生薑，三兩、切、味辛溫。大棗，十二枚、擘、味甘溫。

《內經》曰：「辛甘發散為陽。桂枝湯，辛甘之劑也，所以發散風邪。」

《內經》曰：「風淫所勝，平以辛，佐以苦甘，以甘緩之，以酸收之，是以桂枝為主，芍藥甘草為佐也。」

《內經》曰：「風淫於內，以甘緩之，以辛散之，是以生薑大棗為使也。」

前面我們遵循《傷寒論》的指導，以五味來為桂枝湯的功能做了一些詮釋，也做了一些延伸。

現在我們以十二經絡的定位系統，以「致中和」為健康之定義，再次來分析與詮釋桂枝湯。

先來看看桂枝湯中的藥材特性：

桂枝

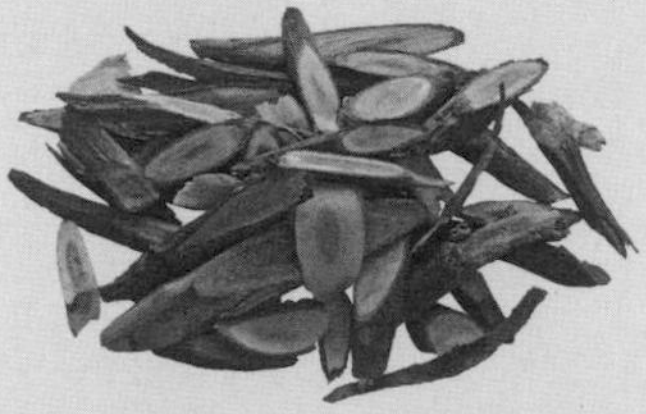

- **處方用名**：桂枝、炒桂枝、蜜桂枝、桂枝尖、桂枝木
- **化學成分**：含肉桂醛及乙酸肉桂酯
- **藥理作用**：解熱、鎮痛、鎮靜、抗驚厥、健胃、止咳、利尿和抗菌
- **性味**：辛、甘，溫
- **歸經**：歸心、肺、膀胱經
- **功效**：發汗解肌，溫通經脈，助陽化氣，平衡降氣
- **應用**：用於風寒感冒，脘腹冷痛，血寒經閉，關節痹痛，痰飲，水腫，心悸，奔豚

甘草

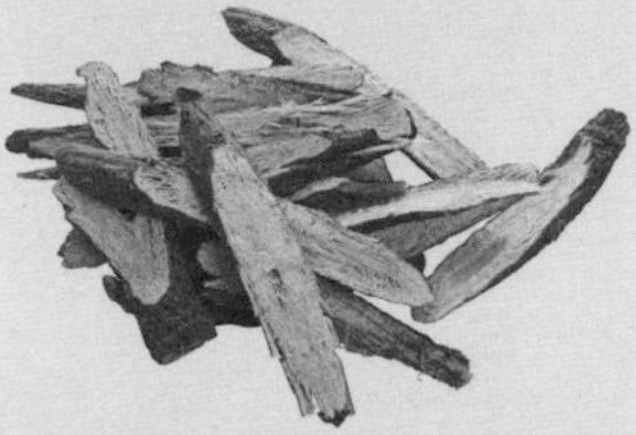

- **處方用名：**甘草、蜜甘草、炙甘草
- **化學成分：**含甘草甜素、甘草苷、甘草苷元和激素樣成分
- **藥理作用：**腎上腺皮質激素樣作用、抗炎、抗過敏、抗腫瘤、抗菌、鎮咳、祛痰、解毒和抗潰瘍
- **性味：**甘，平
- **歸經：**歸心、肺、脾、胃經
- **功效：**清熱解毒，止咳祛痰，補脾和胃，調和諸藥
- **應用：**用於脾虛便泄，胃虛口渴，肺虛咳嗽，咽喉腫痛，心悸，胸痛，癰疽腫痛，胃腸潰瘍

芍藥

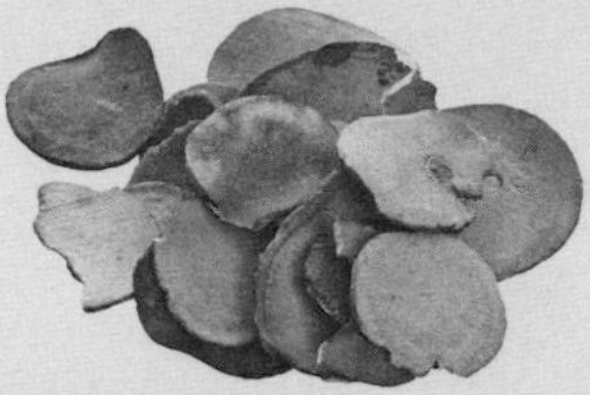

- **處方用名：**白芍、杭白芍、白芍炭、酒白芍、炒白芍、芍藥
- **化學成分：**含芍藥苷、羥基芍藥苷、芍藥內酯苷、苯甲酸、鞣質、ß-谷甾醇
- **藥理作用：**解痙、抗菌、解熱、消炎、鎮痛、鎮靜和預防消化道潰瘍
- **性味：**苦、酸，微寒
- **歸經：**歸肝、脾經
- **功效：**養血柔肝，緩急止痛
- **應用：**用於頭痛眩暈，胸脇疼痛，瀉痢腹痛，手足拘攣疼痛，月經不調，痛經，崩漏，血虛萎黄，自汗，盜汗

生薑

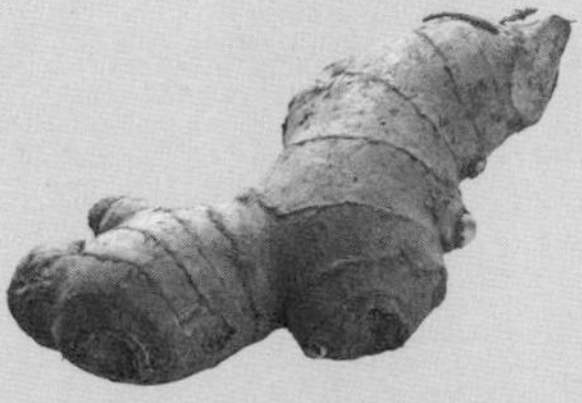

- **處方用名：**鮮薑、生薑
- **化學成分：**含揮發油，其中主要為薑醇、薑烯、薑辣素、薑酮、薑烯酚、天門冬氨酸、谷氨酸、絲氨酸、甘氨酸等
- **藥理作用：**驅風、健胃、抑菌、降溫，興奮呼吸、血管運動中樞，以及殺滅陰道滴蟲
- **性味：**辛，微溫
- **歸經：**歸肺、脾、胃經
- **功效：**解表散寒，溫中止嘔，化痰止嗽
- **應用：**用於惡寒發熱，胃寒嘔吐，寒痰咳嗽

大棗

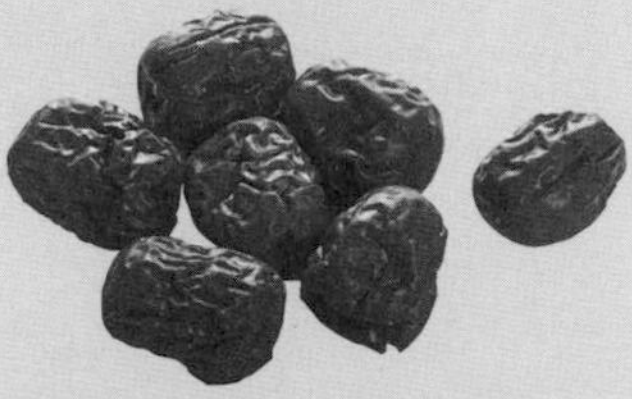

- **處方用名：**大棗、大紅棗、紅棗
- **化學成分：**含光千金藤鹼、去甲荷葉鹼、阿醚洛賓、大棗皂苷、蛋白質、醣類，維生素A、B_2、C和鈣、磷、鐵
- **藥理作用：**保肝健胃、營養強壯、增加體重、升高白血球、抗過敏
- **性味：**甘，溫
- **歸經：**歸脾、胃經
- **功效：**補中益氣，養血安神
- **應用：**用於脾胃虛弱，泄瀉，痢疾，體倦乏力，婦人臟躁，紫癜

桂枝補心（第九諧波）；白芍補脾（第三諧波）、降肝火（第一諧波）；大棗補脾（第三諧波）；生薑補脾（第三諧波）、肺（第四諧波）；甘草歸心（第九諧波）、肺（第四諧波）、脾（第三諧波）。把這些歸經的條件加在一起，**就是補脾為主，補心（三焦）及肺為輔，並清降肝火**。

桂枝湯的處方對於第三、六、九諧波被壓抑的傷寒脈，的確有撥亂反正之效，具有將傷寒脈拉回致中和的力道。此外，甘草與生薑也入肺，能將入脾經之能量，向中焦集中，而非下焦。記得非典型肺炎（SARS）造成病人死因，常常是免疫反應過度激烈，產生自體免疫，導致肺臟衰竭。因此，治療非典型肺炎要抑制免疫反應，須使用腎上腺皮質素。

桂枝湯使用甘草，其藥理作用與腎上線皮質素相同，可抗炎、抗過敏……，與治療非典型肺炎時抑制免疫反應是同樣思路，可見此方之奧妙。

甘草是《傷寒論》中的常用藥之一。在治療溫病時，也就是細菌感染的傳染病，甘草的地位就被生地取代。生地之藥性與甘草相似，同樣以補心肺為主，但性寒滋陰、清熱涼血，用於陰虛低熱、內熱消渴、血熱妄行、發斑發疹，是以退熱涼血、保護津液見長，而非抗過敏。對於急性細菌感染的熱病，體液流失是最為致命，現代多以打點滴輸液補充，在古代就由生地來做退燒及保持體液的工作。

遇偏性的處理

張仲景又提出，如果病人除了傷寒，還有其他偏性該如何？

若酒客病，不可與桂枝湯，得湯則嘔，以酒客不喜甘故也。

如果是個愛喝酒的人，就不適合桂枝湯。因常飲酒，胃有濕熱，不喜歡甘味的桂枝湯。愛飲酒的人喝了桂枝湯，容易覺得肚子發漲而想吐。

人若飲酒，胃氣會旺，所以西餐飯前常用開胃酒。而酒又會引發肝火，因為酒精要由肝去代謝排除。

簡單地說，少量喝酒會增加腎氣及胃氣，這是對身體有益的，可以改善血液循環，放鬆血管、血壓；但是喝過量會引起肝炎，再過量些會有反轉效果，造成胃經及腎經的血流不足，引起胃的潰瘍、萎縮，同時腎經能量也由升反降，因而在下焦（腎之共振頻）和胃經沿線供血不足，久而久之，容易造成大腿與骨盆接頭處的骨頭壞死。

少量飲酒者的脈象與婦女懷孕脈象相似，都是肝、胃脈上升。由此脈象判斷是否懷孕，可靠度可能不夠；但是婦女懷孕時喜嘔，尤其是吃甜食易吐，這點與張仲景所指：「**酒客內熱，喜辛而惡甘，桂枝湯甘，酒客得之中滿而嘔。**」似乎相合。

張仲景又說：「**幾服桂枝湯，吐者，其後必吐膿血也。**」也可解釋為何服用桂枝湯不僅「中滿而嘔」，更嚴重的，還會有吐血的情形。這是因為嗜酒之人，恐怕胃已經潰瘍，就容易引起吐血。

《傷寒論》對於酒客有此偏性，該如何治療傷寒，並沒有直接給答案，但是有記載著：

太陽與陽明合病，必自下利，葛根湯主之。

太陽與陽明合病，不下利，但嘔者，葛根加半夏湯主之。

葛根性涼，歸脾、胃經，發表解肌，透疹，解熱生津，升陽止瀉。所以當陽明（胃）受到侵襲而下痢時，就以桂枝湯為基礎方，加上葛根來止瀉。

半夏性溫，歸脾、胃、肺經，燥濕化痰，降逆止嘔，消痞散結，常用於妊娠止嘔吐。

《傷寒論》中亦有許多針對其他併發症狀時，如何處方的指導。像是〈辨太陽病脈證并治法上〉中記載：「**太陽病，項背強几几，反汗出惡風者，桂枝加葛根湯主之。**」如果後背及脖子強硬，也要加葛根。

至於物理治療的部分，其中有這麼一段：

凡治溫病，可刺五十九穴。又身之穴三百六十有五，其三十九穴灸之有害，七十九穴刺之為災，并中髓也。

太陽病，初服桂枝湯，反煩不解者，先刺風池、風府，卻與桂枝湯則愈。

表示如果仍治不好，反而心煩，先以針刺風池穴、風府穴，再服用桂枝湯，則病可癒。

在《傷寒論》中對於物理治療之提示並不少，如〈辨太陽病脈證并治法上〉中有「**鍼足陽明**」、「**復加燒鍼**」，在〈辨太陽病脈證并治法〉也有「**縱，刺期門**」、「**橫，刺期門**」，〈辨太陽病脈證并治法下〉有「**當刺大椎，第一間，肺俞，肝俞**」、「**當刺期門**」等等。

張仲景對於偏性更重大的病人，就不再沿用桂枝湯，因而發展了更多深入治療並能應付病症變化之處方，例如各種承氣湯、各種四逆湯和小柴胡湯等等，這些名方中已經看不到桂枝湯的影子。此後，《傷寒論》也因為種種流傳於世的處方，而成就方書之祖的崇高地位。

印證傷寒論之心得

根據我們對於《傷寒論》的了解，可歸納出以下幾點心得：

一、傷寒一病可引起各種疾病。雖先由陽經侵入，但可能陸續引起各種偏性，誘發各種疾病。對人類而言，病毒是我們健康最大的敵人，加速我們的老化，甚至造成死亡。

二、在方劑中可以加味的方式，擴大矯正偏性的能力，但如偏離原方之適應症太遠，就要另組新方。

三、內服方劑再好，仍要配合物理治療。以內服用藥矯正偏性是分區塊的，如同脈診一樣。但因無法歸經將藥力引入左邊或右邊身體，只能有二十二個區塊，而這已是內服方劑之最高境界——完全對症。不過，物理治療可直接處理一個穴道，比內服藥改變脈波分配力道大了幾十倍，且力量又集中，對於結節、病灶，必然有百倍以上之功效。

由此反推，如果因為外傷造成結節、病灶等循環之破壞點，是否也會造成內服藥方不易治療的疾病呢？

PART 2

9

西醫重形，中醫重勢

其實《傷寒論》是非常好的導航地圖，張仲景不僅告訴我們，一般人受到病毒感染之後，要如何扶正，回到「中和」的大道上來；更告訴我們，如果在病毒感染之前，已有一些宿疾，又將如何補救。

一個平人，也就是本在「中和」的健康狀態，沒有偏性，車子仍開在健康大道上——保持中和的體質及平衡的循環狀況。

西醫對平人的定義，重形，也就是外形。以解剖為標準，以望診為主要手段，以看到的組織、器官之改變做為診斷的主要標準；而一些聞診，如血液之檢查，仍是以血液中之成分為目標，查看其與標準值相差多遠，確認是否有造成組織或器官病變之危險性。但那只是一個相關性的研究結果，例如血中膽固醇偏高，因為膽固醇是細胞膜的主要結構之一，所以推論血中膽固醇含量過高容易造成動脈硬化。又因為動脈硬化被科學家推論為高血壓之重要成因，因而血中膽固醇高於平均值，就被視為造成高血壓之重要因子。

其實，血中膽固醇過高↓血管硬化↓高血壓，之間有兩個「↓」，也就是兩個推論，都是由相關係數之研究得來。「↓」表示有較高的相關性。其實也可能是高血壓↓動脈硬化↓血中膽固醇升高，或者高血壓↓動脈硬化血中膽固醇↓動脈硬化等等。因為相關性並未指出因果關係。何況目前知道的相關性，多是膽固醇過高，則血管相對硬化的比率高百分之四十，或血管硬化相對嚴重的人罹患高血壓機率多百分之五十。這些不是直接的因果關係，只是正相關而已。

所以現代西方醫學仍是以器官、組織之結構改變為其診斷重點。血壓高是危險的，血壓高的成因則被推論為：因為組織中血管硬化。又因膽固醇過多為構成血管硬化之主要原因，由此推論，血中膽固醇高會引起高血壓。其中之重點在觀察到血管硬化的事實，這個形的改變可以由望來證明，眼見為實，紮實了西醫的基礎。但是因為只重形不重勢，對疾病的了解，總是有點後知後覺。

何謂形勢

在進一步探討「勢」之前，我們先討論一下「勢」是什麼？

毛主席常說：「形勢大好。」形很容易了解，形就是現狀、現況，例如某公司資本額是多少、營業收入是多少？毛利是多少、淨利是多少？看報表就能得知，非常簡單。

可是做股票的高手，總是進一步看營業收入之季變化、月變化、年變化；毛利和淨利的季變化、月變化、年變化……。這是看改變的趨勢，也就是營收、毛利、淨利變化的速度。

而做股票的最高級分析師，則要針對公司研發的投入，新產品開發之大方向，新產品開發的進度等，做更進一步的分析。

由物理學的術語來看，形是指現在的位置。例如一個氣球現在停在五千公尺高空，這是最容易一目了然的。

而勢包含了營收、毛利、淨利之動態，就像是速度。一個在五千公尺高空的氣球，如果每分鐘下降五公尺或上升五公尺，那麼二十小時之後，每分鐘上升五公尺的氣球已經到了離地面一萬多公尺高，而每分鐘下降五公尺的氣球卻已經降到了地面。

進一步看勢，是一種潛力，尚未成形，還沒能成為淨利、毛利、營利等確定的結果表現，但這些潛力會影響這些結果，改變變化之速度，用物理學的名詞比喻，就是加速度，也就是速度的變化速度。

如果一個在離地五千公尺的氣球，目前以每秒五公尺上升，而上升的速度每分鐘又增加兩公尺，那麼十分鐘之後，上升速度就成為每秒一百零五公尺，二十小時之後，就跑到外太空去了。

由此可見，所謂勢就是速度加速度。在分析一個公司或任何實體時，勢與形比較起來，究竟是相同的重要或是更為重要？

形是由過去的勢所決定的，而勢又決定了未來的形。

商學或生理學，終究不是數學或物理學，沒有一個永遠維持正成長的公司，更沒有一個永久不退化的身體。以上所舉例子，只是讓我們了解形與勢之間的關係，以進一步分解中醫與西醫在健康這個問題上、在視野或雷達上所看到的不同之處。這也是中西醫在根本上的不同。

西醫以大地形、大地貌為其對健康診斷的主要定位、定標。所以當這些地標、地貌有了重大改變，就知道「生病了」，再以外科為主的手段，將這些損壞或變形的器官、組織移除或修正過來。

而中醫以脈診為主要診斷手段，以「中和」為健康的標準，當脈診看到異常，就知道生病了，或是快要生病了。

西醫的診斷方式與工具，大家經常接觸與使用，應該非常熟悉。X光、內視鏡、核磁共振、正子掃描等所有醫學影像，都用於觀察這些內臟和組織之變形、變異，是個眼見為憑、以形取勝的醫學。

而中醫，以脈診為診察之主要工具，究竟能看到什麼呢？脈診這個原始而古老的技藝，既奇幻又神秘，不知多少傳說、神話，圍繞著這個傳統的技藝。但自《內經》以來，由十二經絡加三部九候，將全身分為四十四個區塊的診斷方法，已退化為二分法，只剩下陰陽而已。

如果不能正本清源，真正了解中醫脈診的基本架構，只在《內經》以後的文獻中打混，又怎能找到中醫精髓。

脈診的領悟

中醫脈診在《內經》的指導下，以現代的科技將之執行，那該是個什麼光景？在我們研製、使用脈診儀達三十年之久後，有些心得與大家分享。

脈診是以十二經絡、三部九候為坐標之全身性定位系統。脈診不僅以十二經絡為身體精確定位，找出各個器官、組織已經不正常的微細變化，更進而由「風」之指標看出未來趨勢——這個不平衡，下一步將朝哪個方向發展，會有哪些後繼之病變或併發症，又有哪些新症狀即將發生……。

兩千年前，張仲景所著之《傷寒論》只是應用了《內經》的部分指導，其所領悟的傷寒傳變及治法，已能體會這個精神的大要。

而在今天，有了現代化科技儀器、高解析傳感器、數位化數據分析工具之際，我們應能更充分的發揮《內經》之指導，超越張仲景之領悟才是。

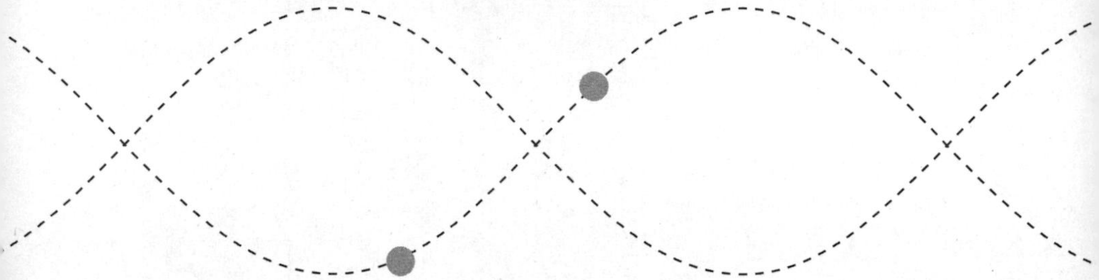

PART

3

中醫看老化與濕

中醫認為水濕在身體的聚積過程，就是人類或動物老化的過程，

寒、暑、火是老化的推手，燥可以是老化的現象之一，

風則可視為生病的動態指標。

PART 3

10

人的老化由陽經開始

在從事脈診研究的過程中，第一個重大發現是傷寒脈，其表現為營衛之氣受病毒所制，身體以重兵保衛中焦。

第二個重大發現就是人的老化由陽經開始。

這與金元四大家朱丹溪「**陰常不足，陽常有餘**」的觀察似乎是背道而馳。我們發現，所有的風都是由陽經開始，而且由最高頻之小腸經領頭，接著是三焦經等陽經。一般而言，除非某個經絡受到外傷，依照自然的老化，人總是由能量分配較低的經絡開始老化。

《內經》上說：「**五臟屬陰、六腑為陽。**」又說：「**遲者臟也，速者腑也。**」

心、肝、脾、肺、腎，此五臟是屬於陰；膽、膀胱、大腸、三焦、小腸則屬陽，而六腑中的胃是半陰半陽的過渡器官。遲者臟也，表示臟的共振頻率較低，是以振動得比較慢；速者腑也，表示腑的共振頻率較高，是以振動得比較快。這與我們發現的心包（第〇諧波）、肝（第一諧波）、腎（第二諧波）、脾（第三諧波）、肺（第四諧波）、胃（第五諧波）、膽（第六諧波）、膀胱（第七諧波）、大腸（第八諧波）、三焦（第九諧波）、小腸（第十諧波）、心（第十一諧波？）不謀而合。

心經是否為第十一諧波？之所以放上一個問號，是因為其關連至今仍未定規，因為心經如為第十一諧波，其能量之分配，接近我們設計的機器之極限。所以目前暫且存疑，等設計出更好的測量工具再來確定。

這十一個已有證明的經絡，分配之能量在手腕動脈，不論以寸、關或尺量測，除非得了病，而且有些嚴重，總是排在前面數字較低的諧波能量較高，也就是：

能量（一）＞能量（二）＞能量（三）＞能量（四）……。（　）中之數字表示諧波序。

由能量之分布，也可知道人體本身對此經絡之重視程度。愈重要的經絡分配到愈多的血液，所以當老化時，也就撐得愈久。

西方對老化的看法

在進一步討論人的自然老化之前，先來探討一下現代西方醫學是如何看待老化的過程。

西方老化研究中最聳動的發現是端粒（Telomele），這個發現曾使一家公司的股票漲了幾十倍，因為大家都認為找到了老化的機制，也就是找到老化的原因，就可以進一步控制老化了。

端粒是人類基因中的一部分。像從前剪格子的回數車票一樣，有一定的格數，每用一次，就剪掉一格。這個基因中的車票是這樣運作的：細胞只要經過一次分裂，就會剪掉一格，等到車票的格子數量用完了，細胞也就死了。

細胞分裂時為什麼總是會少一段DNA（去氧核醣酸）呢？這道理不難理解。DNA為了要複製，一定要把雙螺旋的兩股DNA先打開，分別在兩股DNA之上，以原來的DNA為樣版，複製為完全相同的兩個。這個過程之中，一定要有一個固定點，將原來的兩股DNA絞在一起。複製至最後階段，只好把原來絞結在一起的最後一段放棄，於是兩個新的DNA就做出來了。這兩個新的DNA與原來的DNA一模一樣，就是少了最後的一段：原先將兩個單股DNA絞在一起的片段。每次細胞分裂，總是要將兩股DNA絞在一起的最後片段丟掉，也就造成愈剪愈短，像剪格子式的車票一樣，每用一次就少一格。

有沒有辦法維持端粒的長度呢？發現端粒的公司又發現了端粒酶，可以

▼ DNA端粒示意圖

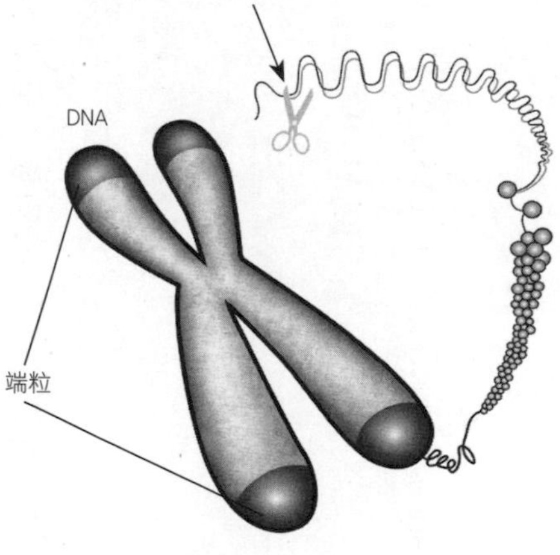
複製時多出的一段，就如剪
掉車票格子般會被放棄。

延長端粒的長度。那麼細胞就能長生不老？不久後又發現，癌細胞可以不停生長的秘密，就是可以自行用端粒酶延長自己的壽命，以致可以永垂不死。這個時候，發現端粒那家公司的股價就被打回原形了。

在做細胞培養時，不論使用的培養液調配得有多好，正常細胞壽命總是有限。目前使用最廣的培養細胞叫海拉細胞（Hela Cell），是由Henrietta Lacks女士的子宮頸癌細胞培養出來的，因為是癌細胞，所以可以不死。

一般的細胞，只能培養幾十個世代。而由年紀愈大的人身上取下來的細胞，能培養的世代愈短。

例如一個嬰兒的細胞可分裂四十餘次，一個六十歲人的細胞就只能分裂二十餘次了。由此現象可大略推估，人類的壽命不容易超過一百二十歲，因為六十歲時，細胞的端粒已經剪掉大約一半的格子了。六十歲的兩倍，就是一百二十歲。

何況所有的外傷、內傷都會造成細胞死亡。為了補充死去的細胞，就更加速了細胞的分裂，讓我們更快用完這張大約四十多格的「端粒車票」。

但是不論怎麼打折，也不應該七、八十歲就死了。現今醫學最發達的國家是美國，而醫療資源使用最多的也是美國。可是美國人的平均壽命在世界各國中排名第四十，比我們台灣排名三十九還落後一名，而前三名則分別是日本（82.73歲）、瑞士（81.81歲）、香港（81.61歲）。台灣人的平均壽命為（78.19歲），美國為（77.97歲）。從二〇一一年所調查的一項研究統計中，再進一步來看美國人的主要死亡原因：

一、心臟病
二、腫瘤（惡性）
三、慢性下呼吸道疾病
四、腦血管疾病
五、意外
六、阿茲海默症（老人癡呆）
七、糖尿病

八、流行性感冒及肺炎
九、腎炎，腎病，腎衰竭
十、自我傷害（自殺）
十一、敗血症（菌血症）
十二、慢性肝病及肝硬化
十三、高血壓及高血壓性腎臟疾病
十四、柏金斯症
十五、因固體或液體引起之肺炎

這些美國人的主要死亡原因，除了第八名的流行性感冒是病毒感染、第十一名的敗血症是細菌感染之外，其他多是慢性疾病或器官衰敗所造成之死亡。

我們不禁要問，慢性病以及器官衰竭，為什麼西醫不會治療，反而成為死亡的主要原因呢？

西醫治病，對健康的定義重形，所以急性的病來勢洶洶，一下子外形就改變，研究起來容易觀察，做實驗驗證也容易。可是器官衰竭之類的慢性病，一般而言，其外觀變化緩慢，甚至無法由外觀直接看到。即使外觀、外形有改變，也是細碎步伐，進三步退五步。

觀氣色以偵測身體狀態

在中醫的診斷中，脈是主要的依據，而依據脈的原理，我們提出中醫重「勢」的觀念，以與西醫重「形」來對比。

中醫也有望診，原理與西醫是一樣的，只是中醫有「善觀氣色」的說法。氣色又是怎麼回事？

氣血的觀察與現代血氧濃度計的原理有些關連。血氧濃度計是一種非侵入性的醫療儀器，常用在重症病人，夾在手指上監測動脈中血紅素含氧量之變化。這個機器的原理就是利用光的波長來測量，含氧血紅素的吸收在660nm之間，比無氧血紅素在同一波段少了約十倍。所以，比較660nm之吸收，與940nm左右之吸收比例，940nm處的含氧血紅素吸收大於血紅素數倍，就可知道有多少比例的血紅素帶有氧氣。

中醫講究望而知之，所謂「善觀氣色」也是相同的原理，光譜中的可見光有紅橙黃綠藍靛紫，如果含氧血紅素多，在600nm至700nm之吸收差，表示我們看到的膚色在600nm至700nm就會多些，臉色就會呈現白裡透紅。但如果是無氧血紅素，在450nm至500nm之間，其吸收能量就比含氧血紅素少了很多，反映在皮膚顏色上就比較偏暗藍色。當然，這些只是相對的比例。不過，以人類有訓練過的眼睛是可以分辨的。而940nm是紅外線的波長，眼睛無法看到，只有血氧濃度計的光電感應器才能測量出來。

其實「善觀氣色」還有更深一層的道理，是與循環有關。當循環長久不佳，皮膚會粗糙無光，也是可以幫助判斷皮膚表層肌肉中缺氧的因素。

由前面所述，中醫之「善觀氣色」基本上還是與循環狀態有關。

我們多花了些文字討論望診，只是要強調：中醫的基礎診斷大多集中在對供血（氧）狀態的偵測。中醫由臉看氣色，因為這是陽經集中之處；中醫喜歡看手掌的顏色，檢查指甲，也因為這是循環的末端，如果全身供血（氧）充足，就顏色粉紅、皮膚細緻、指甲明亮，反之就是供血（氧）不足，要生病了?!而腳底按摩可用來診斷一些疾病，也是相同的道理。

血液的分配與健康趨勢息息相關

中醫的診斷以供血（氧）狀態為主。那麼供血（氧）在生理上有什麼意義？血在身體中是氧氣、營養的攜帶工具，也是將二氧化碳及各種廢物帶走的工具。血在身體健康的角色是獨一無二的，所以中醫就提出「目受血乃能視，耳受血乃能聽……足受血乃能行」的說法，表示所有的生理功能都是非血莫行的。

在日常生活的經驗中，與血最類似的例子是錢。我們每天的生活，每個動作，都是無錢莫辦。但是以錢來比擬血，仍不足以說明血的重要，或許空氣、陽光、水，再加上錢才能比擬。因為錢只在買食物、買運輸工具、買電視、買電腦等食衣住行的用品才用得到；但不要錢的空氣、陽光或水，更是不可或缺。所以把這四個要素加在一起，就大略接近血對於身體的重要性。

為了說明血的重要，我們退而求其次，更退好幾步，還是拿錢來做比喻吧！這是大家想得較多，也是每天想賺的。

一個公司現在價值多少，是形。而未來的可能變化，成長？衰退？萎縮？則是勢。這在前面的篇章已經討論過。

要看一個公司的未來走勢，最簡單又扼要的方法，就是看這公司的現金流量。如果出大於入，表示衰退；只出不入，就會萎縮；入大於出則成長。由金錢金流來看，要分析了解形與勢都是更為容易的。

中醫的診斷與治療，都是提綱挈領，抓住金流——血液之分配狀態。所以中醫重勢。

中醫看老化，濕是關鍵

中醫的診斷是偵察血液分配的合理性，其治療是矯正血液分配的偏性。有了這個認識後，我們再來一一分析中醫致病的因子「六淫」——風、寒、暑、濕、燥、火。究竟由中醫的理論來看，老化又是怎麼回事？老化之「形」以何為代表？

風：風為百病之長。風表示不穩定，供血不足，時有時無，這與供電不足時，電燈就忽明忽暗是一樣的道理，所以任何地方供血不足，就是病之將至。風只能看成是個指標，是個示警，因此可用風來觀察一個人當時之供血狀況，觀察疾病的發展方向，但不能表達老化的狀態或形。

寒：傷寒是對身體最大的戕害，而身體也用全力來對抗它。所以傷寒脈是天字第一脈，是摧殘健康、送人歸西的主力。但也只是一個動作，是催老的主要動力，也不是老化之「形」。

暑：中暑，受熱，傷人而已，也不是老化狀態的代表。

燥：身體、組織缺少水分，因而降低抵抗力，增加受感染的機會。可能是老化現象之一，但不是老化狀態的代表。

火：在中醫是指發炎的狀態，是受細菌感染後之狀態，與傷寒一樣摧殘健康，也不是老化狀態的代表。

濕：水濕在身體的組織器官中聚積，成為細菌、病毒躲藏的溫床。

我們認為，由中醫之觀念看來，**水濕在身體的聚積過程，就是人類或動物老化的過程，寒、暑、火是老化的推手，燥可以是老化的現象之一，風則可視為生病的動態指標。**

PART 3

11 濕與老化

水濕如何產生？在《水的漫舞》書中已明確指出，是因為供氧不足造成二氧化碳在組織中堆積。二氧化碳溶於水中會產生碳酸，再水解為 H_3O^+ 與 HCO_3^-，皆是自由基，而 H_3O^+ 更是酸根。

濕就是酸水

現代理論認為，自由基與酸化體質是人體衰敗老化的主要原因。由於水濕凝聚在身體各組織之中，細胞與細胞之間也充滿這種飽含自由基的酸水，造成細胞間隙擴大，細胞養分、氧氣供應更加惡化，產生更多二氧化碳，如此惡性循環。

人體為了應對這些酸水，不讓酸水侵犯重要器官及組織，於是用絕對不漏水的油脂，將多餘的酸水打包起來，放在下巴、肚腩、大腿、上手臂等比較不礙事的位置，但是多餘的酸水仍在身上各處漫舞。

關於急性傷寒，張仲景在《傷寒論》給了很多說明，不僅是病之發生和以後的傳變，還有各個階段的治療。當急性的病毒感染發作之後，我們的身體是否真有能力終結所有的後遺症，並恢復我們的健康？

現代醫學在血清中找不到病毒，在發炎處（如咽喉）及痰、尿等體液，或取樣的檢體中找不到細菌，就認定為病毒或細菌已經被清除了。真的是這樣嗎？那麼單純疱疹病毒HSV-1和HSV-2，或乳頭狀瘤病毒HPV等長期潛伏在體內的病毒是怎麼回事？細菌潛伏無處不在，像是腸中之細菌、口中之細菌……可說是千萬上億，都與我們共生著，有些促進我們的健康，更多則危害著健康。

對抗這些病毒或細菌的侵犯，身體是依靠免疫能力及白血球（也可視為免疫能力的一部分）。這個系統經過幾億年的演化，學會如何辨別敵我，如何分別益菌、惡菌，也學會選擇性的將不利人體的異物消滅並清除。

這些免疫能力之展現，要依靠血液輸送。

首先由血中的偵察隊發現敵蹤，接著接近偵搜情報，確定入侵敵人的性質，回報數量，然後由應急部隊（白血球）立即馳援，將後方相關的作戰重兵裝備好，開赴前線。這個順序與所有作戰過程一樣。

這裡最關鍵的角色是血液，它先送出偵察隊，然後帶回偵察隊，引導白血球展開第一階段防禦。再送出特定偵搜隊，確定敵人的特性、武器、裝備，把信息帶回總部，以決定動員武力數量，並將配有適當裝備之大軍送到前線作戰。也就是說，在我們抵抗外來侵入者時，所有信息的傳送和人員武器的輸送，全都依賴血液為交通工具。在這些環結中，任何一個失誤，都將延遲作戰之效率，造成外敵佔領更大的領域，過程中若有任何一個重要據點（維持生命之主器官或功能）被破壞，我們就夭折了。

這裡所舉例子是大戰的狀況，其實小戰幾乎天天發生，時時發生。就像美、蘇帶領的冷戰一樣，外敵隨時找機會侵入、佔領身體，最後消滅我們。這場戰爭持續了幾億年，病毒、細菌不斷被消滅，但仍前仆後繼，不斷演化。生物也是一再繁殖出下一代，重新裝備上場。雙方都以生殖的方式延續著大我的生命。

我們探討生物個體的老化過程，其關鍵就是血液的功能如何退化，如何降低上述所有的作戰能力，不論是冷戰或大戰。

當血液的功能逐漸退化，我們身體防線也就隨之鬆垮，最終全面失守。而中醫所看到的六淫：風、寒、暑、濕、燥、火，其中濕是慢性的、堆積的，濕就是酸水，充滿二氧化碳的酸水在身體不斷的堆積、堆積、堆積……。

這就是中醫對老化的觀念，與西方端粒的觀念完全不同，但又與西方認為老化是身體像物理系統一樣，亂度（Entropy）不斷增加，以致最後亂到成了死人的看法有些相似。只是中醫對亂度的增加提出了確切的元素，因而可以追蹤，甚至反轉此過程，就這個角度而言，中醫可是科學得多了。

腎為先天之本

我們在追蹤老化的過程前，必須先了解幾件事。

首先，**由對濕的了解來看，老化的關鍵有兩個重大因素。一為基本的因素，或是先天的因素，也就是中醫常說的腎為先天之本。**

濕是因為二氧化碳在身體內排不出去，形成酸水，進而在身體堆積，成為濕的擴大與老化之進行。中醫為何提出腎為先天之本呢？

長時間從事脈診的觀察，我們很早就發現，實驗中的老鼠如腎氣強，則皮毛發亮，動作敏捷；把腎動脈夾住，老鼠的脈波變化（減少共振）也較大。轉而觀察人時，則發現企業大老闆，或事業有成的知名人物，這些敢於創新、勇於冒險的人，都有腎氣很強的共同特性。

所以，中醫認為腎為先天之本，應是長時間觀察之後的心得，了解到身體的動脈是個連通管，所有動脈之中都沒有分隔，而心跳又是週期性的，這種系統必定有

相生、相剋的現象。（請參看《氣的樂章》）

中醫的腎氣旺會帶出哪些相關特性呢？

一、**心會較強**：腎強則靜脈回流一定好，心腎相交，心臟也跟著強。所以在脈診的診斷時，總是將心臟與腎臟一起分析來當作先天之本。

二、**肺會較強**：腎是第二諧波的共振，肺是第四諧波的共振，第四諧波為第二諧波的兩倍頻，有很強的相生關係。因而腎強的人，肺也容易強。

這下子可以看出端倪，腎強的人，同時心、肺也會強，所以腎為先天之本的道理就很容易說明白了。

濕是由於二氧化碳排不出去造成的，而要將二氧化碳排除體外是由心、肺來掌管——肺負責氧氣之吸入及交換，同時將二氧化碳呼出；心臟則透過血液負責氧氣和二氧化碳之輸送。要請走這位「二氧化碳」瘟神，心與肺的功能缺一不可。

其實中醫對腎的認識更超過前面所述這些要點。中醫還有一個常用的術語「腎陽不足」，譯成白話就是「腎臟沒有能力提升第二諧波以上各個諧波的能量」。中醫並且觀察到，腎臟在提升高頻諧波能量方面也提供很大助力。加上這個觀察結果，應該更能理解，為何中醫會認為腎為先天之本。

先天不足是個很令人沮喪的現實。腎虛的人是不容易補救的，即使長時間的鍛鍊、運動，成果也是緩慢的，這些方法將在後面說明。積極地改進先天之本會是場緩慢的學習，需要漫長的歲月；但相對簡單、也比較容易做到的是，不要再讓已有的本錢虛耗掉。

脾為後天之本

中醫認為脾為後天之本。這個說法，也有好幾個面向，就像四面佛一樣。

一、脾掌消化，由飲食來調整身體是既快速又有效的方法。現代營養學已經有巨大的進步，遠遠超過中醫的有限知識，就不再多說。

二、脾是免疫力的根源，身體之衛氣是第九諧波。第三諧波（脾）、第六諧波

（膽）、第九諧波（三焦），互為諧波，為氣之出入途徑。（請參看《氣的大合唱》）

三、脾統血，所有內外傷出血都會傷害到脾，瘀血與濕的排除也依靠脾之運化。

四、練氣、補氣之飲食，使用中藥多能補脾氣。脾是最容易以食補或功法來增強的。因為脾是免疫力、抵抗力的根據，所以身體對抗病毒、細菌等外邪的攻防，總是在營衛氣上見消長。

自然老死——無疾而終

經過了前面的鋪陳，我們再來仔細分析老化的過程。

正常的老化，是不可改變的。我們的細胞用盡所有端粒，或是在生命維持上不可或缺的某一種細胞，只要其中任何一種的端粒用完了，我們就必定自然死亡。這種死亡應是「無疾而終」，覺得沒有元氣了，於是就閉上眼睛，不再睜開。

這大約是多少年呢？依人類端粒狀況的估計，上限很難超過一百二十年，而大部分的人約在九十至一百零五年之間。大多數能夠健康活到九十多歲的人，都是無疾而終，坐著、躺著就閉上眼睛，這是一個理想、完美的人生句點。因為油盡燈枯，生意已絕，就不會再有痛苦的臥床，不會全身插滿管子，嚥不下最後一口氣。而提早死亡的人，就像一部車子油箱中的油還很多，引擎不肯熄火，但是車子已經壞了，發出巨大噪音、冒著黑煙，忽快忽慢的往前拖拉著，痛苦不堪。

在正常老化過程中，濕是不佔角色的，這種油盡燈枯的無疾而終，不是由於濕（酸水堆積）所造成，而是一生中每次生病受傷都大量折損某一種或幾種細胞，身體為了補充這些折損的細胞，就加速細胞分裂，以致細胞壽命大幅減少。小病小傷減個三、五年，大病大傷減個十年、八年，加總起來就短少了二、三十年的生命。

不正常的老化——濕邪堆積造成慢性疾病

不正常的老化，最常見的是含二氧化碳的酸水堆積，也就是中醫所謂的濕邪在身上漫開，將細胞之功能逐漸降低，以致身體基本功能一項一項的降低效率。而在現代醫術的補救之下，雖然仍能活著，但是品質與日俱下。

由中醫的角度來看，各種慢性病都是由濕而來。只是濕藏在不同的器官或組織，造成不同功能的惡化，就成為形形色色的各種慢性病。在現代醫學的產物，如抗生素等推波助瀾之下，更多急性發炎也都轉為慢性發炎，細菌之聚集處成為新的酸水製造中心。

在過去三十年的脈診過程中，我們逐漸歸納出身體老化的一些規則。這些規則，在沒有以經絡為經緯線做為定位系統之前，是無法辨認的。過去幾千年的中醫發展，並沒有在十二經絡為基準的診斷上提升能力，因而也就沒有能力分辨這些老化現象。也因為時下主流的望聞問切不能察覺，這些現象就被視為「未病」。

以十二經絡為經緯線，以致中和為平人之標準，這個全身定位系統非常精確，目前我們僅了解其中一部分，而且只是很少部分的開發，就已為其威力讚嘆不已。

PART 3

12

發現新病種之一：慢性傷寒症

脖子是慢性老化的第一個熱點，這是由十二經絡定位在頸部的新發現。

我們先由脖子的解剖學來看這個發現。脖子的肌肉大多是與頸上脊椎骨平行，不像背部肌肉多與脊椎骨相垂直。這個設計給了脖子極大的轉動空間，不過卻犧牲了脖子的穩定性，與胸部、腰部相比，脖子的轉動較為自由，但是胸椎、腰椎比較不會扭曲變型。

這樣的設計對人類非常重要，尤其是古代的人。古代的人要打獵、打仗，脖子要不斷前後、上下轉動來面對各方向，例如面對樹上、地上的獵物或敵人；而現代人最常做的是玩手機、打電腦，長期低頭的結果，就造成脖子斜了、頸椎也歪了。

慢性傷寒症的發生

前面討論《傷寒論》時，曾提到傷寒之發病，病毒總是先抑制人體的免疫力反應，也就是將營衛之氣，第三、六、九諧波的能量往下壓，使得人體失去抵抗力。

▼ **頸椎與背部脊椎肌肉分布示意圖**

從人體背面的肌肉示意圖中可看出，肌肉紋理分布的方向，頸部附近多為與頸椎平行，自由度較高，方便頸部扭轉；愈接近軀幹就愈與脊椎垂直，以支撐身體，維持穩定性。

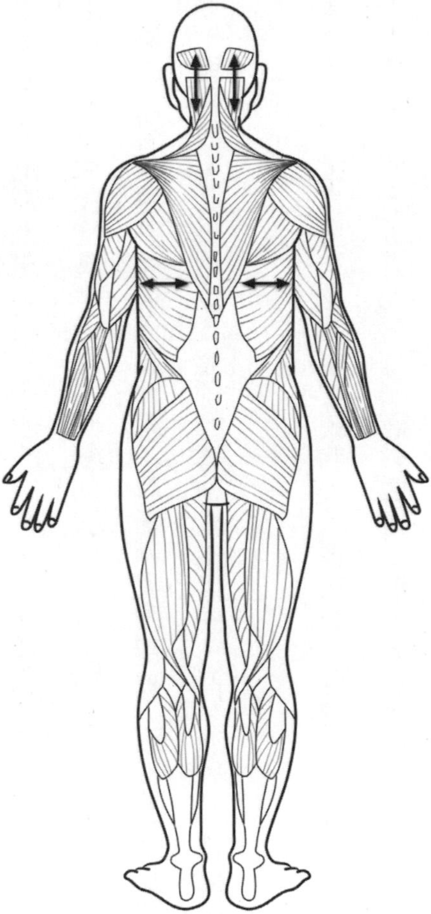

現代人本來脖子就非常疲乏了，加上整天當低頭族，低著頭玩手機、打電腦，很容易造成頸椎移位。頸椎側邊，耳垂後方，正好是膽經與三焦經通過之處，因而膽經、三焦經都受到壓迫。因為第三、六、九諧波有相生的特性，所以當第六或第九諧波受壓迫時，會同時影響到第三諧波。於是第三、六、九諧波同步有不穩定的現象，進而能量不足，抵抗力下滑。

這種低頭族很容易受病毒感染。由傷寒脈來看，以往是病毒侵入身體後，壓抑這第三、六、九諧波之能量，以利其進一步入侵；而今由於頸椎位移形成壓迫，自己壓低了營衛之氣，病毒正好乘虛而入。就急性的傷寒感染而言，這種人常罹患感冒，而且很容易重複感冒。

低頭族想要趕走病毒，一定要用更大力量和更長時間，也就是病得更重、更久。而更大的問題出在免疫力，營衛系統能量低下，很難將病毒完全驅趕出身體。

每次受到病毒感染，因為抵抗力不足，體內的細菌就開始作亂，即使病毒後來被趕走了，抵抗外邪的營衛之氣，仍舊受到頸椎壓迫而不得伸張，於是細菌就明目張膽地長駐在身體之中。**我們將這種因頸椎不正與傷寒外感交互作用，所產生慢性細菌長駐體內的狀況，稱之為「慢性傷寒」**。

這種慢性傷寒的症狀在一般診斷中看不到。如果你很容易重複感冒，一感冒就咳個不停，或是感冒長期不癒、進一步誘發氣喘……由於找不出原因，醫生總是會告訴你：「這是因為你的體質不好。」

我們目前的流行醫學，不論中醫或西醫，不經意用的詞，就是「體質不好」，表示非戰之罪也。這是你的天生特質，所以這麼容易感冒、咳嗽，甚至氣喘，可不是醫生的本領不夠。

之所以將這個使「體質」惡化的病程命名為「慢性傷寒」，乃因它是人類老化的最普通途徑，且由脈診觀察其傳變的順序：三焦經↓大腸經↓膀胱經↓膽經↓胃經↓肺經↓脾經↓腎經，也與《傷寒論》所描述由表向裡傳是相同的。

我們是先由脈診看到百分之八十以上的人，都在第六諧波以上的高頻諧波頻譜上發現風之指標；其中時常久坐辦公桌不動的白領身上，這種現象則超過百分

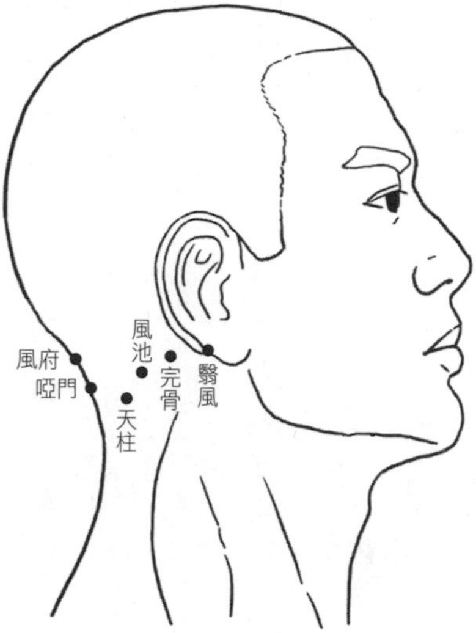

▶ **頸部穴道示意圖**

三焦經的翳風穴及膽經的完骨穴是慢性傷寒最常起始之處，接著沿經絡往下蔓延。

之九十五。再透過望診，發現脖子歪了；經由觸診，發現沿著頸椎大多往右邊偏，而這個情況可能與慣用右手、右手常使力有關。如果順著頸椎上下尋找，就會發現在耳根下方，耳垂的稍後位置，**用手指按壓三焦經的翳風穴及膽經的完骨穴，會感覺特別疼痛**。這不是一般肌肉受壓後的壓迫感，而是往耳朵裡、腦子裡鑽的真痛。

當然，此時小腸的穴道也同樣有風之指標，只是小腸不及三焦經及膽經重要，因為這兩經與脾經相生，就將營衛氣、抵抗力、消化力一起壓垮了。

濕氣鬱結終成疾

這個狀況在每次傷寒之後都會惡化，而且逐步向裡推進。最初只是脖子不舒服，久了就習慣了，可是**濕氣酸水會沿著小腸經、三焦經往肩膀、手臂蔓延**。肩膀、手臂、手肘、手腕關節開始發痠，進而疼痛，這在一直用右手打電腦的人極為普遍。可是，只治療手腕治不好，復健手肘也治不好，這是現代非常普遍的痠痛病。

其實造成手部的痠痛算是幸運，**酸水也可能經由風池傳到膀胱經的天柱穴**，這個方向是比較不好的發展，但自己反而感覺不到。此時，膀胱經上會開始長東西，這種狀況在現代成人身上約有六、七成。

起先是在膀胱經上有一些像肥油似的泡泡，摸起來是軟的，有滑動感，會上下左右移動，這些泡泡愈長愈大，愈變愈硬，逐漸變成了硬塊，很容易摸得出來，我們不妨自己檢查一下。最近有國外的報導指出，頸部、喉部的癌症有大量增加的趨

▼ 慢性傷寒的惡化過程

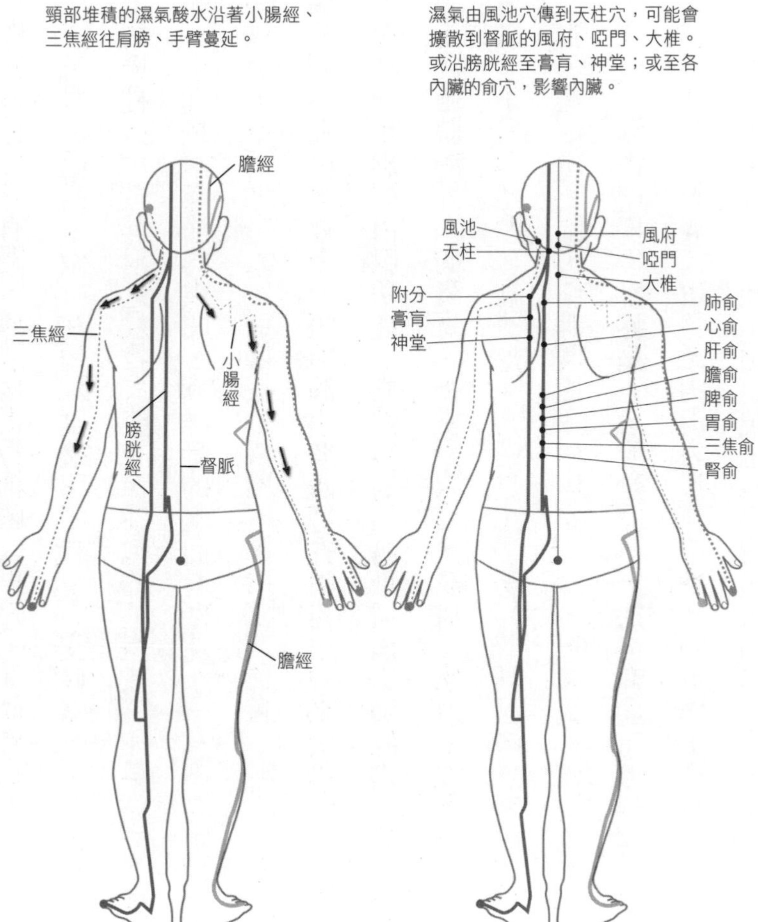
頸部堆積的濕氣酸水沿著小腸經、三焦經往肩膀、手臂蔓延。
膽經
三焦經
小腸經
膀胱經
督脈
膽經
濕氣由風池穴傳到天柱穴，可能會擴散到督脈的風府、啞門、大椎。或沿膀胱經至膏肓、神堂；或至各內臟的俞穴，影響內臟。
風池
天柱
附分
膏肓
神堂
風府
啞門
大椎
肺俞
心俞
肝俞
膽俞
脾俞
胃俞
三焦俞
腎俞

勢，可能也與此慢性傷寒有關，導致病毒與細菌之集結，進而癌化。

這個檢查可以自己常常做。在頸椎兩邊與頭骨下方交會處，左右各有一凹陷，是**膀胱經上的天柱穴**，在其附近找找有沒有像油泡的軟組織。如果結成了硬塊，會擴大至**督脈**，也就是兩條筋的中間，脊椎骨的上面有硬塊。一旦硬塊更加惡化，就會吸附在頸椎上，不斷地長大，佔據接近**啞門**、**風府穴**的位置。

這個結節因為在膀胱經上，**可能經由膀胱經往下走，經過大椎穴，進入各個內臟的俞穴，而進一步影響內臟功能，當然容易引發糖尿病之類的慢性病；也可能經過附分穴，走向膀胱經外側的膏肓、神堂等穴道，誘發心臟及心血管等疾病**。

濕的流動並不是必然順著經絡走。人站立、坐著的時候居多，所以濕可以由結節處往下流動，造成腰、腿、膝等關節的疼痛和痠麻。很多人並沒有走很多路，也沒有跌跤，膝蓋、腳踝一樣痠麻疼痛，可能是脖子上的濕邪向下蔓延凝聚所引發。而背痛，尤其下背痛、腰痛，也常是由上方形成的酸水順流而下造成。

慢性傷寒也可以像傷寒一樣，由膀胱經傳至胃經、肺經而進入中焦。這個傳輸的過程，不只是濕或酸水的凝聚，也可以配合細菌的躲藏。每次病毒感染時，因為我們抵抗力的低下，也是體內細菌起來作亂的時機。細菌趁我們無暇自顧的時刻，大大的造反，擴大勢力。這個過程中，細菌就隨著病毒的進犯途徑，如影隨形，狼狽為奸，一起由表往裡進攻。

當身體全體動員將病毒打敗並驅趕出去以後，這些細菌並沒有跟著離開。但在沒有病毒的支援下，細菌沒有實力與體內抵抗力直接作戰，於是就躲在身體中，藏在有濕邪之所在的酸水中，進而築起堡壘，打算長期進駐。現代抗生素之濫用，甚至引導這些細菌的演化。你進他退，打不過就建個堡壘先躲起來，這個堡壘成了細菌的大本營，一方面阻止血液、體液流入，以防堵抵抗力送進來；另一方面因為阻止血液之流動，製造更多酸水，擴大勢力，以保護細菌本身。

這個老化的過程在用脈診觀察時一目了然，可以看出目前已傳到哪條經絡，大約有多嚴重。如果能依照脈診所顯示的狀況，逐步復健，身體就能漸漸康復。

PART 3

13

發現新病種之二：外傷雜病

張仲景提出傷寒，並將其所引起之各類疾病，命名為「傷寒雜病」；而溫病亦因後世醫家的知識逐漸累積成一類型。現代人則常將傷寒與溫病這兩種外感病合稱為「內傷雜病」。此內傷，並非真的由內以力打傷，而是由病毒及細菌等傳染性疾病引起身體內的傷害。嚴格來說，這些病的發展比較有跡可循，可以寫在教本，供後人學習。

前一章所述的慢性傷寒症，也可視為慢性內傷雜病。雖是由病毒與細菌一起引發的慢性細菌感染，但其罪魁禍首仍是病毒，沒有病毒的急性發作，細菌又怎能乘虛而入，進而久居不走呢？

而本章所談外傷雜病，則是真正由外部之外傷所引起的疾病，不論是出血的外傷，或是不出血的鈍傷，總是會紅腫、疼痛。如果傷筋動骨了，這是立刻可見的大傷。但即便沒有流血，沒有骨折，也沒有很明顯的外觀改變，仍舊可能對血液循環產生重大影響。

濕為細菌之溫床

各種外傷，只要引起紅腫疼痛，或是下陷長久不好，都會引起濕的堆積。

正常的身體，每個器官、穴道都與心臟共振，這是最和諧最理想的匹配狀態。但所謂「最理想」只有一個，一旦遭到破壞，就不再是最理想的狀態。循環開始變差，血液送不進來，氧氣不夠，於是酸水就集聚了。

酸水的聚積只是第一步，接著就會有各種細菌，不小心或故意撞進了這個酸水池。這下是「如菌得酸水」，快樂得不得了，馬上住下來，一方面鞏固降地，另一方面力求發展，於是就成了新的細菌堡壘。

這些堡壘與前章所談慢性傷寒所產生的細菌堡壘，在本質上相同，都是細菌在酸水多的地方建築山寨，做為打家劫舍的根據地。

但兩者生成的原因，仍有根本上的不同。**慢性傷寒由傷寒引起，有跡可循，其產生及發展，都可由張仲景的《傷寒論》來推斷了解；外傷雜病卻是天馬行空，毫無方向。**

柳暗花明

使用脈診後，我們發現外傷雜病的過程充滿戲劇性。

外傷不是中醫的傳統強項，雖然少林寺有很多跌打損傷的治法與方子，但是外傷終究不是中醫的主流。骨傷科雖然是中醫的分科，但是地位不如傷寒、溫病或針灸等項目。

最初是從一個胃病案例中發現外傷的影響。有位病人為胃病所苦，但西醫治不好，中醫也治不好，經過我們用脈診儀測量，果然胃的諧波能量非常低下，風的指標也非常大。但是患者飲食正常，心臟也都沒有問題，就是胃不舒服，隱隱作痛，常嘔常吐。

於是我們要求將上衣拉起，一看到前胸及肚皮，這才恍然大悟。此人在胸下腹部，胃經的位置有個四、五公分的大黑疤。於是就請病人回去按摩、復健這個疤，幾天之後，胃就舒服了，從此告別纏身十數年的胃病。

經過這個成功的例子，很快又發現更多案例。譬如有人在上胸部胃經受傷，也會胃痛。即使病人是在十數年或數十年前受的傷，如今身上已找不到明顯的疤痕，可是受傷經絡所對應的器官就是不舒服，這種例子以胸上半部及頭部為最多。

接著又發現胸部的外傷可造成高血壓，尤其是心舒壓變大的高血壓；頭部或胸部以外受傷所產生的高血壓，則多是心縮壓高的高血壓。

於是進一步研究發現，不論是抽煙、外傷或傷寒所造成的肺功能不佳，如果心臟功能仍好，就容易高血壓，而且是心舒壓上升的高血壓。

尤其更有趣的是，有些病人左手量血壓正常，而右手量血壓就是高血壓。仔細用脈診觀察，配合目視的望診和手的觸診，再加上一些經驗、幾分運氣，一旦找到了受傷部位，幾天的復健就能將血壓降下來，恢復正常。

其實這種外傷誘發的高血壓很容易治療，重點是要找到受傷的確切位置。反倒是抽煙、空氣污染等引起的高血壓難以治癒。

這類外傷後遺症，留在胸上半部的例子最多。那些地方平時血液循環不容易充足，而這與胸的上半部容易生病是一樣道理。這類的傷也不容易以目視「望」出來，總是要試探幾個可疑的位置，尤其是穴道之後，才能逐步定位，並確定受傷的確切位置。此時病人通常會忽然想起一些往事，例如：

「啊！這裡的確在三十年前被牛撞到過。」

「對耶！我十年前出過車禍。」

「聽大人說我小時候有從鞦韆上摔下來。」……等等。

如果不是脈診找到大略的位置，又由望診、觸診找到痛點，因而喚回久遠以前的記憶，當事人早就把這檔事忘得一乾二淨。因此我們認為，**外傷雜病將是脈診最有效而廣泛的應用**。

慢性傷寒雖然也是由脈診發現，但是終究有跡可循，我們可以追隨張仲景《傷寒論》的指示，按圖索驥。而外傷雜病是全新的發現，此病的發生完全隨機，曾經受的外傷也在病人的記憶中被淡忘，但卻可能深深地影響我們的健康。

至此，已經說明**兩個由脈診發現的重大新病種：慢性傷寒與外傷雜病**。這是過去三十年來，我們的研究群針對疾病與老化現象研究的重要發現。自古至今，不論中西醫都沒有發現也未曾去了解，且因為缺乏資訊，這兩類病患在就診時，醫生往往以「體質」不好來診斷，而在理解這兩種病種的來龍去脈後，未來應該用新觀點重新看待。

PART 3

14

陰常不足，陽常有餘

由慢性傷寒與外傷雜病的發現，再回頭看滋陰學派大師，金元四大家朱丹溪的名言「**陰常不足，陽常有餘**」，如何解釋才好。

由《內經》之「**五臟屬陰**」、「**六腑屬陽**」可知，中醫之陰為心、肝、脾、肺、腎，而胃、膽、膀胱、大腸、三焦、小腸為陽。五臟為低頻屬陰，六腑為高頻屬陽，以胃為分界，常稱為半陰半陽。

依朱丹溪所言，心、肝、脾、肺、腎常常能量不夠，而六腑的能量總是過多。也就是人在老化過程，陰向不足的方向走，陽向太過的方向走，破壞了致中和，形成陰不平、陽不秘。

但朱丹溪不久就發覺自己錯了，又提出「相火論」。這理論在傳統醫學教材中，老師總是講不清楚，學生也總是聽不明白。

其實只要用精確的脈診觀察幾位老人與幾位年輕人，就能詮釋朱丹溪心中真正想要說的話。

老化是由陽氣不足開始，而傷寒也是由陽經侵入身體，這在前面已經討論過。如果不是從陰開始，那麼陰火是什麼呢？

人在老化後，自腎以下，脾、肺、胃、膽、膀胱、三焦、大腸、小腸各經之能量逐漸下降，且風的指標也由高頻逐步向低頻蔓延。

這個趨勢在慢性傷寒是如此，外傷雜病也類似。慢性傷寒與傷寒的病況進展是一樣的，由外的三焦、膀胱經過膽，向胃、肺、脾、腎內傳。在外傷雜病方面，如是頭部外傷，則陽經受傷再逐漸向內傳；胸部、腰部、腳部受傷，則是中焦、下焦，第四諧波及第二諧波會同時將其對應的高頻諧波拉下來。

如果是胸部、胃經受傷，則第四諧波、第五諧波一起下降，同時拉下第八諧波大腸經及第十諧波小腸經，當然就會影響第八、第十之間的第九諧波。如是下部脾經受傷，則第二諧波腎經、第三諧波脾經都將下降，脾經下降就會同時影響第六諧波膽經、第九諧波三焦經，而第二諧波腎經下降就影響第四諧波、第八諧波。所以當陰受損時，其兩倍頻而相生的器官或經絡，一定也跟著受害，功能下降。

由脈診觀察發現，「老化」是陰陽皆不足之過程。不論是慢性傷寒或外傷雜病，這兩個最常發生的老化過程，都是這樣的現象。

朱丹溪終究是大醫家，他在進一步觀察後提出相火論，指出陰常不足，不一定表示陰的能量不足，而呈現虛的狀態，可能反而是「相火妄行」。

而朱丹溪所說「相火妄行」應是肝火，李東恆所提之「陰火」則是心火。在老化過程中，腎、脾至三焦、小腸的能量多是逐步下降。為了補救這個能量的消失，此時虛火上升，就是加強肝之能量及心之能量，來補救第二諧波以上能量之不足。而心火為第〇諧波，肝為第一諧波，皆屬陰。其實腎虛容易引起心火，脾虛容易引起肝火，補土派提出心火，滋陰派提出肝火的理論，也是耐人尋味。

後人稱朱丹溪為滋陰派，其實應稱朱大醫家為補腎派。《丹溪心法》中的「虎潛丸」、「大補陰丸」，以及後世《景岳全書》的左歸、右歸等，都是補腎為主的方子。所以，如將其原文「陰常不足」改為「腎常不足」，那麼這一句話就沒有瑕疵了。

我們回想一下在討論腎為先天之本時，曾經指出腎的重要性，上可以救心，下可以助肺，並對所有第二諧波以上的諧波提供幫助，這也就是腎陽的基本功能。可見此先天之本何其重要！

倒是在「致中和」這個健康的概念中，腎成了例外。因為似乎腎可以比較強，也就是腎之第二諧波所分配的能量較高，雖然不是在中和的狀態，反而可以使人更加健康。

「腎愈強愈好，但常不足。」這恐怕才是朱丹溪大醫家真正體會也想要表達，但卻未說清楚的道理。

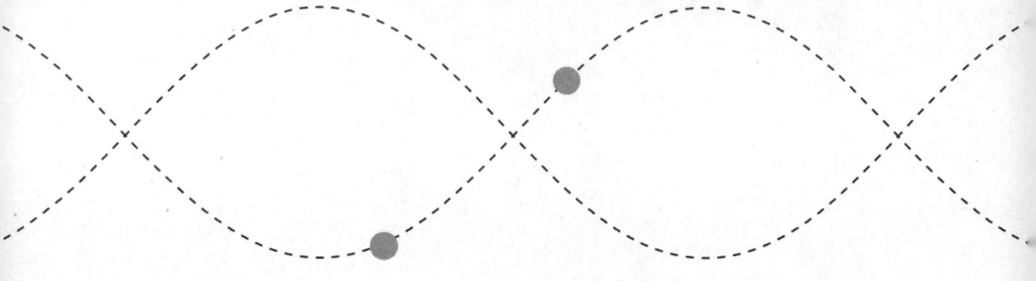

PART

4

健康之道

身體的保健，基本上要配合兩個原則：

一要致中和，把不通的經絡打通，將身體治療至健康狀態；

二是勤勞的練功，以補先天之氣。

PART 4

15 促進健康之道

由脈診導航，使我們對體質有了進一步的了解。許多現在中、西醫師所說的體質不好，或體質虛寒、火燥等等，常常是對老化過程不了解，更因為無法偵察出原因，不得已而使用的推託之辭。

從脈診可以清楚看到慢性傷寒、外傷雜病等，造成身體的老化過程或狀態，經由適當的復健治療，進而改善所謂的體質。

但是有沒有體質這回事呢？**體質還是可以給予定義的。如心、腎強的人體質好，心腎虛的人體質弱。**這裡所謂的體質，是先天之本，腎氣之足與不足。

先天腎虛之人，心臟也必然較弱。所以心腎功能之強與不強，就可以用來定義體質。那有沒有辦法改善先天體質呢？

從功法解說養生優劣

流行在坊間強身健體的養生功法眾多，氣功流派更不下千家。如何知道哪些是優的？哪些是劣的？

在傳統練功術語中，有一個叫「走火入魔」，這是對劣質功法最傳神的說法。由脈診來看，致中和是最健康的指標，所有的功法應該是補救其不中和的部分。《內經》有言：「**獨小者病，獨大者病。**」就指出了致中和的真諦。

如果一種功法不是針對身體的弱點加以補強，而是補強某一個或幾個非不足的經絡，結果必定是「大者愈大」、「小者愈小」，這就是「走火入魔」的廣義定義。

中醫講求「辨證論治」，要先分辨各經絡的虛實、寒熱，才能以平衡的目標加以導正，以達致中和之境界。

走火是什麼

如果一個人膽經氣血不足，胃經及膀胱經就會以虛火上升為手段，加以補救。這是生理的自然反應，以維持每個組織都能獲得基本的血液循環。因為膽經、胃經和膀胱經是上頭面的主要經絡，如果膽經虛了，胃經、膀胱經就會被迫增加能量，以補救至頭面之供血，造成膽經虛，而胃、膀胱經虛火旺的病態。

如果練功之人不去加強膽經之復健，反而去加強胃經及膀胱經的能量，結果必然是胃經、膀胱經虛火愈來愈大，相對膽經就更虛了。這個功法練得愈勤快，惡化得愈快，也與致中和的距離愈遠。因為一般人感覺得到自己身體氣血通暢的經絡，對氣血不通的經絡反而沒有自覺（請參看《氣的樂章》）。在功法中隨便教人運氣，或是教人隨氣之引導而擺動身體，都有這個危險。

所以走火，就是受阻，使該通暢的經絡愈來愈不通，反而是已經通暢的經絡，不正常的虛火愈來愈大。

入魔又是怎麼回事

老年癡呆的病人，因為腦子的某個部分萎縮，逐漸擴大到整個大腦都萎縮、壞死，而各種大腦功能逐漸喪失，最後走向生命終點。

在這個過程中，常常可以看到人格的改變。老年癡呆的病人，有人變得和藹可親，完全不會生氣；也有人變成脾氣火爆，對什麼都生氣罵人。

如何由腦科學來了解？

人腦中有管理情緒的部位，本來是友善與火爆都各有所司，而情緒就在友善與火爆之間取得平衡，成為一個講理的人。

如果腦中掌管友善功能的腦細胞先死了，而掌管火爆的細胞仍功能正常，這個人就成了火爆個性，反之亦然。

所以練功不當的確可以改變人的性格。由於腦子的供血已失去中和——平衡，有些部位因供血多而過度活化，有些部位因供血不足而功能退化，就造成與老年癡呆病人相似的個性改變，在別人看來就是入魔了。因為個性、行為都改變了，如同著魔一樣。

過去在不正確的練功過程中，也發現許多人自以為看到異象，甚至有了一些特殊能力，多是走火入魔的不同表現。

走火入魔是由於血液循環之異常，造成神經系統的穩定性降低，這個現象與老人癡呆的神經細胞逐步死亡，究竟還是有些不同。在神經細胞氧氣不夠時，細胞膜電壓就不到位，由負二百多毫伏（mv）升高為負一百多毫伏，甚至負幾十毫伏，造成神經系統的穩定度不夠。於是杯弓蛇影，幻視幻聽，一些說自己看得到鬼的人常常都有這個問題。民間常說八字輕的人容易活見鬼，大約也是這個道理。身體先天心腎虛弱，如果肺功能再低下，就很容易因腦子缺氧而產生幻覺，很多人還以為自己有了特異功能。

我們曾測量過許多自稱有千里眼，可以感覺幾十公里甚至幾百公里外事物的人。可是當其運功遙視時，我們所測得的脈波，只證明當時受測者頭上嚴重缺血，所有上頭面的經絡都呈現供血不足的狀態。這個主觀自覺的千里眼，恐怕只是腦子缺氧後的幻覺。

而活見鬼之人們，總是說在「黃昏後」、「小河邊」看到鬼，其實也可以有合理的解答。「黃昏後」太陽已下山，但仍未全黑，視覺本就模糊，東西看不真切，此時植物開始由光合作用的釋放氧氣，改變為呼吸作用的吸收氧氣、放出二氧化碳，空氣中含氧量迅速下降。而在「小河邊」一定比其他地方更冷一點，加上空氣中缺氧，使得血管收縮、循環阻力上升，腦子就更加缺血、缺氧了。

而人的腦子對看不真切的雜訊，總是用自己過去的經驗、文化背景去合理化。於是天主教徒就看到聖母，佛教徒就看到觀世音菩薩，不信宗教的人就看到鬼了。

時下流行的養生功法，大都能提升人的氣，但是怎樣練才是正確的、安全的，真正能促進健康，而不會「走火入魔」？要運動練功之前，值得三思而行。

PART 4

16

早期預警系統之需求——脈診儀的誕生

一個保健的運動，基本上要配合兩個原則：一要致中和，就是要把不通的經絡打通；二是補救先天的缺憾。

要打通經絡就得先知道哪些經絡不通，這其實是最難的問題。一般西醫的診斷方法，在於可看見的器官損壞，並以血中指標分子濃度改變，做為早期預警系統。以中醫目前望聞問切的水準，沒有能力在患者有重大自覺症狀之前，就先行診斷出哪裡的氣血平衡出了大問題。何況人的自覺能力會隨著健康狀況改變。健康的人氣血充盈，各種感覺敏銳，稍有不適就能察覺。常常自覺這裡痠、那裡痛的人通常不會得大病，因為這部機器的所有感應器都能正常工作，稍有差錯就積極示警。

反而是身體不好的人，一得就是大病。原因是身體在老化的過程中，最靈敏的感應器——由神經組成的先期預警系統，已因供血、供氧之不足而被迫關閉。

更可怕的是，**愈是氣血不通的經絡，愈沒有能力感應到自己的現況**，不知道自己的慘況。這就好像是宵小橫行的地區竟然沒有犯罪紀錄一樣，因為警察早已撤哨了，連警察局都被宵小佔領，當然就沒有被搶、被偷的報案記錄。警察都撤防了，政府又怎能知道當地發生了什麼壞事，總是要等到流寇攻進大城，佔領政府機關，這才知道原來有暴動。這些亡國的過程與我們逐漸老化、走向死亡十分相似。

目前我們總是看到器官有重大損壞才知道自己病了，之前的各種徵兆總是被醫生以「體質」帶過；真的得了大病，醫生又會說：「如能早些發現就好了。」

早期發現生病的可能

經過三十年的研究，我們對於十二經絡為經緯線的導航系統有了許多認識，並進而設計了脈診儀。

這個儀器像個全球定位系統，引導你在台北（生）至高雄（死）的高速公路上行駛，並在用完我們天生的端粒之後，無病無痛，無疾而終，順利走完快樂而莊嚴的一生，乘化而歸。

老化的過程就像高速公路上的交流道——歧路，不論是慢性傷寒或外傷雜病等，總是強迫我們從高速公路——健康大道——上開下來。於是進入城市道路、鄉村小路、山間險路……最後迷路，也就是走進了病痛的迷宮，路愈走愈窄，病愈生愈重，進行插管、裝上人工呼吸器、打強心針，直到痛苦地嚥下最後一口氣。這是目前醫療體系下的人生，使大多數人無法乘化而歸，無疾而終。

而西方的醫療方式，就像一張畫得很仔細的城鄉地圖，疾病相當於各個鄉鎮、村莊的小路，什麼病有什麼症狀，如何確定診斷，有哪些重要指標……成千上萬的病名及其特性特徵，都設法研究清楚。如果這個導航系統沒辦法把我們導回原來行駛的健康大道，即使對疾病有再多的了解，對疾病有更詳細的描述，也是枉然。

脈診則是最精細的導航系統，你才不小心犯了錯誤，由高速公路的交流道開了下來，在你尚未開進下一個岔路前，它就有能力警告你，已經駛離了高速公路。在不精確的導航系統還未察覺時，它就已經警鈴大作了。即使你稍微離開了交流道，已進入城市道路，這個導航系統仍可以精確地告訴你要怎麼開回去。而不精確的導航系統，可能都以為你還沒下交流道呢！

中醫各種傳統的治療方法，不論是推拿、按摩、針灸、刮痧，進而使用湯藥，其實都是配合這個導航系統所開發。

在使用脈診導航了三十年之後，我們對中醫的治療方法有了更深層的認識。

病徵與病態

中醫所謂治「未病」，並不是指沒有病徵，而是指沒有病態。病徵是可用測量工具發現生病的徵兆，包含現代的各種影像工具，如X光透視、X光立體成像、核磁共振或正子發射成像、超音波、內視鏡等等，可以偵測到的生病跡象。而病態是一個人的外觀表現出生病的樣子，可以由感官直接察覺的狀態，例如腳痛會造成跛腳的行走步態，胃痛會不自主地彎腰。這些外表形態的改變，雖然有的很細微，但病人會不自覺改變自己的動作、動線、體態等，因此外人可以觀察得到有些不正常的情況。

而發燒、疼痛更是最常見的病態，也是我們會去看醫生的主要原因。小孩沒精神、不吃飯，也是容易看見的病態。

由於內臟大多沒有感覺神經，而循環不好的部位，即使有神經，也失去了感知面與通報的能力。因而總是在病態浮現出來，開始有發燒、疼痛、吃不下飯、便血、尿血……這些明確的異常表現，我們才發現自己有病了。

所以，**中醫所謂治「未病」，應是在這些明確的異常病態出現之前就加以治療。**

PART 4

17

亟須改革的醫療體制

由前面幾章所述，我們已經了解老化是個連續的過程。我們人體內的端粒，每經過細胞分裂一次就少一次，而酸水的堆積更是不間斷地愈堆愈多。

如果是端粒先用完了，我們就無疾而終，完美過完一生。

如果是酸水的堆積，則會直接妨害我們的基礎生理功能。

此時，酸水堆積，端粒並未用完，細胞仍是充滿活力、生機，但是補給品之供應被濕所妨礙，無法送達，廢物又堆積在附近無法運走，長期毒害細胞，於是細胞想盡辦法掙扎著，痛苦地求生存，細胞癌化就是其中的一個手段。

為何醫療保健愈來愈貴

現代的各種急救工具可以延長這個痛苦的掙扎過程，但是並無能力挽回或減輕這個過程的痛苦。醫療保健的耗費愈來愈龐大，正因為大量的醫療資源都投入在這類急救工具、藥物上，而加護病房就成為醫藥公司的淘寶地。

在研發上，這種工具可以將人從鬼門關前強拉回來，很容易證明其功效。但是從鬼門關拉回以後呢？這個題目就很少有人研究了。拿強心工具做例子，這類直接刺激心臟跳動的藥物與工具，如果病人只是心臟意外停止跳動了，這工具當然是好用，也應該使用。

如果是端粒用完了，或其他維生的器官功能也已喪失了，心臟的停止跳動只是最後的一個句點，全身都死得差不多，只留下心臟跳著，有意義嗎？可能嗎？

而目前面對的困境是在資本主義的大旗下，一切向錢看。沒有人願意去研究透過急救所救活的病人，依照各種不同的病症來分析統計，其平均的存活時間究竟還有多少年？

這個題目只會減少藥廠、醫療器材廠賺錢的機會，誰願意做擋人財路，又對自己沒好處，這種吃力不討好的工作呢？而又有誰肯資助呢？

由這個角度來看，醫療保健的費用註定是個沒有底的黑洞，像天體物理的黑洞一樣，吸盡所有靠近的物件。而「醫生的天職就是救人」、「生命是無價的」……這些高尚的口號更是喊得喧天價響，又有誰能反對呢？誰敢反對呢？

美國的資本主義醫療

醫療健康產業目前的發展，充滿資本主義的色彩。美國總統歐巴馬費了九牛二虎之力，才將健康保險普及到大部分的國民。但是，這種制度上的改革，雖然讓醫療普及，也讓醫療花費更為龐大，但並不會改變美國醫療之昂貴排名世界第一、國民平均壽命僅排在第四十名的現實。

美國的醫療健康產業究竟有什麼根本問題，居然使得維持國民健康變得如此昂貴呢？

台灣、大陸、香港的老百姓在公園運動，練拳、打球等都有室外的公共場地。可是美國多得是最先進的室內體育場、室內球場、室內運動場，美國人到室內運動場去用跑步機運動，到室內球場打球……這些地方沒有陽光，也沒有新鮮空氣。跑步機要錢，室內運動場也要錢，因為要空調、要照明……。台灣、大陸的人想跑步，多半覺得去跑操場就好了，一毛錢也不用花，還有新鮮的空氣，加上天然的陽光，物美價廉。

我舉這個例子是希望讓大家容易理解，為什麼在美國醫療保健要那麼貴，而品質又不見得更好。

我再舉個日常生活中的產品做例子。以往我們炒菜都用鐵鍋，後來有廠商發明了某種可鍍在鍋面的材質，可以讓鍋子變得不沾黏，價格當然比較貴，公司也很賺錢。但等到專利過期後，開始有這些塗布材質會危害健康的說法，而資本主義社會卻不會回頭去關心這個問題，因為賺了多少錢才是資本主義的核心價值。

如同運動、如同不沾鍋，美國整個醫療體系也是繼續往賺錢至上的方向發展。近年來美國流行成立集團醫院，醫院之重要主管都聘請工商管理的專才，在這個體系下，醫生、病人、醫院自然而然都成了財閥的賺錢工具，醫療成本又怎能不繼續上漲呢！

PART 4

18

淺談以中華文化保健身體

在中華文化中，一個人成就自己，不是看你有多少錢。儒家思想最能代表中華文化，而在儒家入門書《大學》中就提出了對一個人成就的看法。

〈經一章・大學之道〉

大學之道，在明明德，在親民，在止於至善。知止而后有定，定而后能靜，靜而后能安，安而后能慮，慮而后能得。物有本末，事有終始，知所先後，則近道矣。

古之欲明明德於天下者，先治其國；欲治其國者，先齊其家；欲齊其家者，先

修其身；欲修其身者，先正其心；欲正其心者，先誠其意；欲誠其意者，先致其知；致知在格物。物格而后知致，知至而后意誠，意誠而后心正，心正而后身修，身修而后家齊，家齊而后國治，國治而后天下平。

自天子以至於庶人，壹是皆以修身為本。其本亂而末治者否矣；其所厚者薄，而其所薄者厚，未之有也。

全文內容可綜合整理如下：格物↓致知↓誠意↓正心↓修身↓齊家↓治國↓平天下。

而格物、致知以達誠意正心之功的途徑為：知止↓定↓靜↓安↓慮↓得↓誠意↓正心。

中華文化是先由內省，完成自我，再向外發展，以成就全家↓全國↓全天下的福祉。這是中華文化對一個人成就的看法。

以修身為本，內聖外王是儒家思想的最高境界。

華人特別喜歡練功，中醫強調扶正，都是反求諸己的做法，與資本主義的一切向外追求，一切向外發展，在本質上是截然不同的。這個文化的特質也影響了國人對醫療保健的看法。

中華保健的特色

在思考未來醫療保健發展的方向前，讓我們先「格物致知」一下。

在我們的傳統文化中，華人特別喜愛練功。這就是反求諸己。在古代，有煉丹的文化，也有練丹的文化。煉丹是以火煉礦石，以成服食之丹；練丹則是以身體為爐，以練功來結丹。

這些工作，大多是以悲劇收場。自古不知多少皇帝，就是吃了有毒丹藥而死；也有許多方士，練功不成，走火入魔成了瘋子。

在道家這麼多保健文獻中，我們找到一個最具代表性、也最成功的人物——張三手，集太極拳之大成者。

《內經》、《傷寒論》中討論的是人如何保持健康。如果不幸生病了，又該如何由生病的狀態，拉回到健康的狀態。這是一個健康的全身定位系統，對人因食五穀雜糧，難免生災害病後的補救辦法。

而張三手教我們的卻是如何補先天之氣。以勤勞的練功，來補充自己先天之氣，與醫書所教導在受六淫所傷之後才治療完全不同。這是個主動出擊，加強自己先天之氣的秘訣。

如何力挽狂瀾

我們來思考一下，這個以內省為先，繼之以發揚於外的中華文化，在健康醫療的黑洞天坑即將吞噬我們大部分資源的當下，怎麼做才能力挽狂瀾。

在中華文化之中，道家是出世的，只追求內聖，張三丰也是個典型的道家。

而佛家分小乘與大乘，小乘也是出世的，直到近代印順法師及佛光山星雲法師、法鼓山聖嚴法師……等積極提倡人間佛教，才把大乘佛法的精神真正的發揮，走入人群，渡己渡人。

孔子一生都奉行著自己提倡的內聖外王之理想，一直奔走在各國之間，想要完成他圓滿的一生，但是也只做了魯國司寇大約三年。

由孔子的例子，可見在帝王專制的體制下，內聖外王的儒家理想行不通。在中國過去約五千年的歷史中，只有堯、禹可以說是圓滿了這個理想；而後的少數盛世明君，多是在鬥爭中奪得王位之後，再講修養以求內聖。但最後終究沒有不腐化的權力。只有在清初盛世的幾個好皇帝，從小就受到祖訓，禮、樂、射、御、書、數無不精通，且或許身邊有個賢能的孝莊文皇后，後來成為太后、太皇太后的大玉兒在旁監督著，才能善始善終。到了乾隆，天皇老子當久了，還有什麼內聖的工夫要做？一切朕說的算，也就逐漸腐化！

在這個大環境之中，封建制度之下的聰明人，就走向佛、道去求內聖；而世襲的君王為求維持權位，就利用儒家的內聖外王理想，引誘一些聰明人來為其效力。觀察近代的中國，常以打倒孔家店為革新口號，這個誤會可大了，「孔家店」不是孔子開的，是封建的國王盜用了孔子商標，冒牌開的山寨店，目的是用來引誘或說服一些已有修養（內聖）的名人，為其所用（外王），以維持自己的權位。

回到保健，應從個人做起，我們不妨從下一章，透過脈診印證張三丰的練功之道，尋找屬於中國人的健身養生之鑰。

19 張三丰對健身的提示

由張三丰親自留下的文獻之中，有一段有關健身知識的文字流傳最廣，這段話也比較能夠以脈診的知識，以及本身練習四十九年太極拳的體會加以說明。

〈十三勢行功心解〉

以心行氣，務令沉著，乃能收斂入骨。以氣運身，務令順遂，乃能便利從心，精神能提得起，則無遲重之虞，所謂頂頭懸也。意氣須換得靈，乃有圓活之趣，所謂變動虛實也，發勁須沉著鬆淨，專主一方，立身須中正安舒，支撐八面，行氣如九曲珠，無往不利，（氣遍身軀之謂）運勁如百煉鋼，何堅不摧，形如搏兔之鵠，

神如捕鼠之貓，靜如山岳，動若江河，蓄勁如開弓，發勁如放箭，曲中求直，蓄而後發，力由脊發，步隨身換，收即是放，斷而復連，往復須有摺疊，進退須有轉換，極柔軟，始能極堅剛，能呼吸，然後能靈活，氣以直養而無害，勁以曲蓄而有餘。心為令，氣為旗，腰為纛，先求開展，後求緊湊，乃可臻于縝密矣。

又曰，先在心，後在身，腹鬆淨，氣斂入骨，神舒體靜，刻刻在心。切記一動無有不動，一靜無有不靜，牽動往來氣貼背，斂入脊骨，內固精神，外示安逸，邁步如貓行，運勁如抽絲，全身意在精神，不在氣，在氣則滯，有氣者無力，無氣者純剛，氣若車輪，腰如車軸。

我們先介紹一下練功，一般功法可粗淺分為兩類：外功與內功。

外功是以技擊功夫為主，主要鍛鍊三焦經的氣。但因為脾經（第三諧波）、膽經（第六諧波）與三焦經（第九諧波）分別為 1：2：3 之倍頻，所以相互之間有相生的關係。三焦經分布全身的真皮、汗腺，也就是中醫所稱的腠裡。當其充氣時，其實是血液將真皮層像氣球一樣充實起來，而這個充滿彈性、包圍在體表層的皮囊，就成了身體表層的一件防護衣。所謂的金鐘罩、鐵布衫，就是由此充滿彈性的防護衣而來。

一些所謂的硬氣功，基本上都是由此第九諧波為表，第三、第六諧波為裡，將氣血充填在腹內（第三諧波為主）及體表（第九諧波為主），以塑造一個耐打、耐壓的身體。這種氣的能量是類似聲音的振動波，在身體內沿著血管傳送，而以穴道為其加壓充氣站。

這種能量是可以由一個人傳送到另外一個人。武俠小說中所述將功力傳給徒弟，理論上是可行的。我們就曾測量過，一個人在接受輸氣之前與接受輸氣之後，其脈波頻譜的變化。

這些變化主要在高頻第八、第九、第十等諧波，而且這些諧波的能量可以比輸氣之前高出約四十至五十個百分點。

但這個人一點也不舒服。因為這些高頻能量已高過排在第七、第六或第五諧波等較低頻諧波的能量。這就是「真氣」無法收歸己用的現象。這些外來強行灌進的能量，只能在陽經幾個最高頻的諧波中遊走，無法收到低頻屬陰的經絡及器官中，不久也就消散了，只是白忙一場！

大部分的外功與許多所謂的補藥，都會產生身體溫暖的感覺，而這個感覺讓人很舒服，主要來自第三（脾）、第六（膽）、第九（三焦）諧波能量之增加。

我們在研究咖啡及茶對人體的影響時，也發現類似於補藥的作用，第三、六、九諧波能量皆會增加，但咖啡會同時造成肝火上升。

一般功法都強調要「收功」，這與上面所提的灌氣實驗有密切關係。如果練功後不收功，就像被灌氣的人，只是部分陽經充滿了氣，無法將之回歸己用，終究白忙一場！不過是促進血液循環的一般運動，沒有「功」可言。

把能量均勻分配到第三、六、九諧波，尤其是第三諧波，是收功的主要目的。這個收功的功課做不好，或是練的外功過分加強某幾個陽經，而壓抑其他經絡中分布的能量，就可能走火入魔，不可不慎。

內功比較高深，也較難懂。其實功分內外，就已是非常令人困惑的事。簡單來說，外功以增強體表能量為主，內功以增強內臟能量為主。

只練外功不練內功，即練拳不練功，只是拳腳功夫，強健了手腳，但可能損及內臟，進而賠上身體。一些拳腳師父，甚至短跑健將，都因各種內臟疾病而常常不能享天年。

在華人練功的文化中，講究的是「內外兼修」，內功外功一起修練。在〈十三勢行功心解〉中，有曰：「**以心行氣，務令沉著，乃能收斂入骨。**」又曰：「**先在心，後在身，腹鬆淨，氣斂入骨……牽動往來氣貼背，斂入脊骨。**」

再三叮嚀「氣要收斂入骨」，這可是所有內功的神髓。

什麼是收斂入骨？又如何收斂入骨？

根據中醫基礎理論指出「腎主骨」，收斂入骨就是收斂成為腎臟、腎經之氣。在所有經絡之中，腎經最接近中軸，又在腹部。腹屬陰，背屬陽，腎經是屬陰之經絡中，最為入裡的一個。我們認為，腎經與三焦經合成任脈。

在前面我們討論過，腎為先天之本，不容易修練；脾為後天之本，不論練功吃補，都能容易的將脾氣練起來。很多練功夫的人，第三、六、九諧波都練得堅強，脾主筋，外有金鐘罩、鐵布衫，肌肉也能結實，但是可能心、腎這兩個最重要的器官反而虛弱。

如何將氣收斂入骨，就是如何將氣收為腎氣，而不只是停在脾、膽、三焦經之中，因為停在這三經之中，不能固本，難為己用。

在此分享一個收斂腎氣的秘訣：

《內經》中指出脈之四季變化有「**春脈弦，夏脈洪，秋脈毛，冬脈石**」，又進一步解說，春天脈入肝為主，為半表半裡，夏脈入心，洪脈走體表，秋脈收斂入肺，冬脈入最裡，故入腎。

我們曾經解釋過這個四季脈的變化。其實是血液的分配從半表半裡到表，再至半表半裡，又至裡的變化過程。

夏天氣溫高，身體需要降溫，血液就湧往體表，毛孔打開，將體內因新陳代謝產生之酸、熱，加速由體表與汗液一同排放出去。

冬天則是相反的運作。外面太冷，血液集中流灌最中軸的內臟，也就是任脈為主。此時，任脈之外的身體就成了與衣服一樣的絕熱體，以保持內臟的溫度，維持生命。

由這個生理反應，我們理出了一個收斂腎氣的訣竅。

「以心行氣」說得容易，但如何「沉著」，如何「收斂入骨」？當我們感到寒冷時，氣血自然而然向內收斂，也就是收斂入骨。如果懂得利用這個生理反應，就能體會如何收斂入骨。

我們不妨多次練習。忽然由溫暖的環境走入較冷的環境，此時會覺得身體之表層，皮膚及肌肉都忽然收緊起來，這就是收斂入骨的感覺。如果能夠體會出這種感覺（應是交感神經及副交感神經所掌管），慢慢體會就能加速掌握，進而達到張三手指導的境界。

「**精神能提得起，則無遲重之虞，所謂頂頭懸也。**」這又是個重點，要在不打拳時也能做到，並且配合「**立身須中正安舒，支撐八面**」。古人云：「**立如松，坐如鐘。**」就是姿勢挺拔。

放鬆，放鬆，什麼是放鬆？

練習太極拳時，師父總是教我們要放鬆。這是太極拳養生的重大啟示。一般人對放鬆的認識，也就是把身子癱下去，於是彎腰駝背矮了一截，誤以為這樣子才全身放鬆了。

張三丰提示要把脊椎骨整根打直，頭頂到尾椎有如拉一條線。要做到這點，就要像頭頂上吊了一根繩子，並向上拉，就是頂頭懸，而不是彎腰駝背的「鬆」。

脊椎骨是撐起主動脈的架子，一旦架子歪了，**主動脈的送血效益一定受損**。何況內臟在脊椎之前，脊椎一彎，必定受到壓迫，必會影響血液之流灌，進而受到傷害。所以〈十三勢行功心解〉文中又提到「腹鬆淨」，這是在脊椎打直之外，又要求肚子放鬆。這點與現代的健康要求不謀而合。

要「腹鬆淨」須做到以下幾點：

一、**不可過飽**：吃得太飽，肚子一定又撐又脹，氣血便無法運行。

二、**排除宿便**：這是吃得太飽的另一個結果。吃得太飽會積在腹中，而排得太少，也一樣會積在腹中。中醫之藥方非常注意排便狀況。排泄之流暢對健康有很大的影響，平日就要留心注意。

三、**消除大肚腩**：肥胖挺著大肚子，就像吃得太飽，也似大便秘結，兩害併發。更麻煩的是，這些大肚腩，可能是在腹腔內的酸水造成，是濕在身體腹部堆積成型，對身體之傷害更大，而且不易短時間消除。

以上幾點皆能做到，自然能「神舒體靜」。

總結整理出個人保健原則：

一、以脈診找出身上之慢性傷寒病灶，將之治癒。
二、以脈診找出身上之外傷雜病，將之復健。
三、珍愛自己，不暴飲暴食，不熬夜酗酒，不放縱慾望。
四、心安理得，不做傷天害理之事。
五、以保健為己任，每天從事太極拳等養生功課。

張三丰小記

一般人對於張三丰的印象，多半來自武俠小說或電影、電視，無論是年輕的張君寶，或者武當山的祖師爺，都充滿了故事性。

歷史上的確有張三丰這個人，除了鄉野間流傳著許多他的事蹟外，《明史・張三丰傳》中還有一段他的史實記載，真人都如此傳奇，也難怪戲劇小說都愛提到他。此外，根據相關記述，張三丰的活動時期約在西元一三一四至一四一七年，因此，道教界推測這位奇人最少享壽一〇二歲，甚至有傳說他早已修練不死之身。

不過，張三丰本人並不如戲劇中那樣飄逸俊秀。據說他「頎而偉，龜形鶴背，大耳賀目，須髯如戟」，而且不修邊幅，穿著邋遢，一年四季都是一件道袍，身體好得寒暑不侵。不過，還沒成為張真人，卻已經有個不雅的外號，叫做張邋遢。

他的飲食習慣很特別，可一次吃下一斗米，也可以很多天才吃一頓飯，甚至幾個月不吃飯。他天性聰穎，很喜歡看書，可以過目不忘；又愛雲遊四海，傳說可以日行千里。

有一天，張三丰到了武當山一帶，在看了武當山的風水形勢後，就對同行的人說：「此山異日必大興。」其實當時武當山經過元朝戰亂，上面的道觀、屋舍全毀，但張三丰卻慧眼獨具，領著徒弟們披荊斬棘，整理斷壁殘垣，搭建草屋在此居住，開創了武當一派。

有陣子他留在陝西寶雞金臺觀，當時發生了一件事情，讓當地人嘖嘖稱奇。原來張三丰有一天覺得自己即將駕鶴西歸，於是交代完自己的後事，便停止呼吸仙逝而去。當地人將他入殮準備埋葬，沒想到此時竟聽到棺木中發出聲音，打開後才發現張三丰竟然復活。日後大家傳頌這件事，都說張真人應該是已經可以元神出竅，神遊太虛。

各種事蹟的流傳，連皇帝都對他十分感興趣，但儘管明太祖、成祖先後下詔延請他入朝，張三丰卻仙隱於山間，避開一切俗事煩擾。於是，成祖命人修建武當山，建宮興觀，長達七年時間，所費不貲，使武當山儼然成為道家聖地，雖然應驗了此山必大興的預言，但究竟是地靈人傑？還是有仙則名？就不得而知了。

有人說，張三丰如神龍見首不見尾，充滿傳奇色彩，但張三丰開創的太極拳卻實實在在流傳至今，勤練這結合氣功與武術的內家功法，是長壽健康的秘訣之一。

提到中華文化養生的代表，更不得不提到張三丰，以道家之道搭配太極功法的自然養生，值得現代人去了解與實踐。

結語

工作尚待完成，期待共襄盛舉

本書所報告的，只是我們三十年來在血液循環理論，以及在中醫應用所發現的一些初步分析。

「未濟」之工作，仍然千頭萬緒，以下就目前所能想到的一些重點，加以整理，希望能引起大家的興趣，一起共襄盛舉。

一、**脈的結構與辨證之關係：**已初步以脈波之諧波所代表的經絡做為坐標軸，可以為身體健康狀態做精確之定位。但是這個以經緯線為準的定位系統，如何與以大地標、大地形為準之定位系統更緊密的結合？

這個工作也就是融會貫通中西醫學的工作，將經絡的辨證，適度轉化為器官、各個系統等實體之辨證。

二、**對系統性老化更深入的研究**：我們已初步了解「慢性傷寒」、「外傷雜病」是有跡可循且系統化的老化過程。

在這兩大類的疾病之外，還有些什麼系統性、規則性的老化過程？還有什麼可單獨加速老化的獨立事件？

三、**穴道診斷與脈診之配合**：脈診所用以定位者，經絡也。但經絡終究是一個大綱，仍不足以涵蓋身體上所有的樞紐點——穴道。

經絡有十二條，奇經八脈是三焦經與其他本經之混合體[註]，加入上、中、下焦，左右側也只能各有二十二個分區。而不論根據《甲乙經》、《銅人經》或《資生經》等古籍中的記載，皆為左、右邊各有穴道三百餘個，加上正中穴道約五十個。所以脈診定位之解析度，全身只有四十四個區塊，但穴道則可達六百五十個以上的定位點。換算起來，穴道可以將脈診定位之解析度，提高十五倍以上，穴道診斷值得深入探究。

以肺及肺經為例

肺經走手，故由脈診來分析只能在第四諧波看得到。所有肺及肺經之病由脈診來看，只有左、右手之分，其他都沒有進一步的解析度。

但如由穴道來看，手太陰肺經上有中府、雲門、天府、俠白、尺澤、孔最、列缺、經渠、太淵、魚際、少商共十一穴。

而肺經之五輸穴（又稱五腧或五俞），由手指向手肘分別是：少商（井穴）、魚際（滎穴）、太淵（輸穴）、經渠（經穴）、尺澤（合穴），其脈氣由小到大，從遠心到近心端。

《內經》對五輸穴的說明：「**所出為井，所溜為滎，所注為輸，所行為經，所入為合**。」表示井為地下出泉，脈氣淺小，其穴位於爪甲之側；滎為水成小流，脈

註：例如原子之軌道有S、P……等，而共價鍵常為SP_2或SP_3，就是混合S與P軌道之結果。

氣稍大，其穴位於指掌交接處；輸為運轉，脈氣較盛，位於腕關節附近；經為長流，脈氣流注，其穴位於前臂腕附近；合為匯合，脈氣深大，其穴位於肘關節附近。

《難經》又補充：「**井主心下滿，滎主身熱，輸主體重節痛，經主喘咳寒熱，合主逆氣而泄。**」

不論這些說法有沒有道理，至少已經明確指出，這五個最末端的穴道各有其特性，也各有其代表的功能及治療上的特色。而在脈診，卻完全沒有解析度。

舉幾個穴位為例，來看看其主治的症狀：

中府：古代的咳嗽喘急、咳吐膿血、胸膺痛等，及現代的肺結核、肺炎等。

俠白：古代的咳逆上氣、心痛氣短、乾嘔煩滿、赤白汗斑等，及現代的支氣管炎等。

尺澤：古代的肘臂攣痛、手不伸、身痛煩心、吐血、遺尿等，及現代的感冒、咽喉痛、肋間神經痛等。

少商：古代的中風昏仆、牙關緊閉等，及現代的腦溢血、肺炎、扁桃腺炎等。

魚際：古代的喉痺、咳嗽、吐血、失音不語、胸背痛等，及現代的咽喉炎、扁桃腺炎、肺結核等。

只提出其中五個，已能看得出不同位置，主治症狀不同。而在脈診，只能在左、右手第四諧波各看到一個指標而已。

由此看來，穴道之診斷不僅可為脈診加強其必須增加的解析度，更可能對前面所述之第一項及第二項工作提供重大助力，應是未來工作的主要著力處。

也許有人會問：「既然穴道之診斷是這麼重要，那麼直接開發並應用穴道診斷就好啦！」

直接用穴道診斷看似一個好主意，但是全身有六百多個穴道，全要診遍不是短時間可以完成的事情。如果**先有脈診做四十四個區塊的定位，再選取這個區塊中十至二十個的穴道做精確診斷及定位，才是最符合實用性的定位系統**。

目前谷歌（Google）用的定位系統，也是先由經緯線做大位置定位，再由地標、地形做精確定位。如果以衛星引導飛彈攻打航空母艦，也必須先知道航空母艦現在位置之經緯度，等飛近了再以航空母艦外型做最後定位及確認，才能真正中的。這也是巡弋飛彈的定位攻擊模式。我們與病魔作戰，也要用相似的模式。

如何以中華文化建構全民的醫療保健網

這個系統要施行儒家思想，皆以修身為本，全民依照前述五項個人保健原則，來為自己做保健。

將自我保健有成者，編為保健鄰長、保健里長，協助指導同鄰、同里之人如何實行保健。廣泛配備脈診及穴診工具於鄉、村等地方衛生單位，以簡單有效的方法，站在醫療的第一線。

以傳統中醫手法與治則，協助鄰里好友處理剛發生、仍未惡化之小病。對醫院的需求就可大量減少，只要少數設備良好的大醫院、醫學中心來補救一些「漏網之病」，將醫療保健之費用花在第一線的保健上。

一般人可以輕鬆地由矯正姿態、打太極拳，或者舒服的推拿、按摩、按蹻、針灸，或者服些中藥等，就能恢復並保持健康。到了端粒將盡，自然乘化而去，無疾而終。為自己、家人、同胞，甚至為全人類，導航一個無病無痛的人生。

附錄

近年來，我們的研究團隊針對脈波的流體力學發表了相關的論文，以下是兩篇相關論文之摘要，並附上可查閱的網址，如有興趣的讀者可以直接下載觀看。

◎題目：脈診的過去、現在與未來

作者：王林玉英、王聖宏、詹明宜、王唯工

刊登期刊：Journal of Traditional and Complementary Medicine Vol. 2, No. 3 (2012)

摘要：

脈診為中醫之特有診斷手法，在中醫歷史中對脈診之記述充滿了驚奇與神話。經過了三十年的血液流體力學研究，同時在臨床應用上也做了一些探索。

本文僅就三十年來之心得，將過去脈診發展過程中之轉折、功過做一些分解，對古人之心得也嘗試以現代的知識及語言加以剖析。在共振式血液循環現象發現之後，中醫將可能站在力學大師牛頓先生的肩膀上，引領現代醫學的發展。

希望這一個經由時域與位置之特徵向量經絡而發展的脈診工具，可以為中醫帶來活水，以量化之研究穿越過去僅用類比邏輯定性的困境，以發揚光大帶來新的健康革命。

期刊官網：http://www.jtcm.org/

論文網址：http://www.jtcm.org/text.asp?2012/2/3/164/106851

◎題目：Theory and Applications of the Harmonic Analysis of Arterial Pressure Pulse Waves

作者：Yuh-Ying Lin Wang,Tse-Lin Hsu,Ming-Yie Jan,Wei-Kung Wang

刊登期刊：Journal of Medical and Biological Engineering, Vol. 126 30. No. 3 (2010)

摘要：

Pulse wave analysis is widely used to monitor cardiovascular diseases. Our previous studies have shown the arterial pressure wave drives the blood into tissue. The output from the heart, which generates the harmonics of the heartbeat, and the matching condition of the heart with the arterial system are mutually influenced to generate the harmonic spectrum of pulse wave. Here we review experimental work using harmonic analysis and extend the method to some popular studies of hypertension. The results show that the pressure pulse wave distributes blood throughout the body, and monitoring it provides useful information about the health condition of an individual.

期刊官網：http://jmbe.bme.ncku.edu.tw/

論文網址：http://jmbe.bme.ncku.edu.tw/index.php/bme/article/view/595/758

國家圖書館出版品預行編目資料

以脈為師（改版）：科學解讀脈波曲線，以脈診分析治未病　/ 王唯工著. --二版. -- 臺北市：商周出版：家庭傳媒城邦分公司發行, 2023. 03
面；　公分. -- (商周養生館；42)
ISBN 978-986-272-472-9(平裝)

1.脈診 2.中醫治療學 3.養生

413.21　　102020362

線上版讀者回函卡

商周養生館 42

以脈為師（改版）：科學解讀脈波曲線，以脈診分析治未病

作　　者／王唯工
企劃選書／黃靖卉
編輯協力／葛晶瑩

版　　權／吳亭儀、林易萱、江欣瑜
行銷業務／周佑潔、黃崇華、賴正祐、賴玉嵐
總 編 輯／黃靖卉
總 經 理／彭之琬
第一事業群總經理／黃淑貞
發 行 人／何飛鵬
法律顧問／元禾法律事務所王子文律師
出　　版／商周出版
台北市104民生東路二段141號9樓
電話：(02) 25007008　傳真：(02)25007759
E-mail：bwp.service@cite.com.tw
發　　行／英屬蓋曼群島商家庭傳媒股份有限公司城邦分公司
台北市中山區民生東路二段141號2樓
書虫客服服務專線：02-25007718；25007719
服務時間：週一至週五上午09:30-12:00；下午13:30-17:00
24小時傳真專線：02-25001990；25001991
劃撥帳號：19863813；戶名：書虫股份有限公司
讀者服務信箱：service@readingclub.com.tw
城邦讀書花園 www.cite.com.tw
香港發行所／城邦（香港）出版集團
香港灣仔駱克道193號東超商業中心1樓_ E-mail : hkcite@biznetvigator.com
電話：(852) 25086231　傳真：(852) 25789337
馬新發行所／城邦（馬新）出版集團【Cite (M) Sdn Bhd】
41, Jalan Radin Anum, Bandar Baru Sri Petaling, 57000 Kuala Lumpur, Malaysia.
電話：(603) 90563833　傳真：(603) 90576622

封面設計／行者創意
版面構成／林曉涵
內頁插畫／CK.MAN、陶一山
印　　刷／中原造像股份有限公司
經 銷 商／聯合發行股份有限公司
新北市231新店區寶橋路235巷6弄6號2樓　電話：(02) 29178022　傳真：(02) 29110053

■2013年10月29日初版　　Printed in Taiwan
■2023年 3 月23日二版一刷
定價300元

城邦讀書花園
www.cite.com.tw
 ISBN 978-986-272-472-9